主编简介

张红超，男，研究生导师，心脏和血管外科专家，空军高层次人才，享受军队高科技人才津贴。1999年毕业于同济医科大学，获心血管外科博士学位，2005年于美国西南医学中心（Southwestern Medical Center）进行博士后研究。精

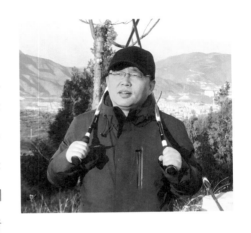

于冠状动脉搭桥术、心脏瓣膜置换术等精细外科手术和冠状动脉及周围血管的介入治疗技术，应用外科、介入、靶向的方法进行"杂交""微创""一站式"治疗，并可以跨学科进行医研互助。本人不仅重视临床实践，更注重医学人文动态及整体化治疗，是当今心脏外科与血管外科界热门的复合型专家。科学研究引起世界同行的关注。

2014年被选派到德国卡尔斯鲁厄（Karlsruhe）心脏中心进修经皮人工主动脉瓣植入术，开展国内首例多层支架治疗多发性冠状动脉假性动脉瘤、覆膜支架治疗高龄动脉导管未闭合并肺高压、超声造影诊断大血管疾病、动态增强CT等项目。作

为主要负责人承担 3 项国家自然科学基金课题，两次参加全军
"十二五""十三五"重点课题研究，多次参加中央电视台讲座。
发表学术论文 100 余篇，参编专著 5 部，获国家发明专利 3 项，
获国家与军队奖项 5 项。国家自然科学基金、北京市自然科学
基金、北京市卫生健康委员会重点实验室评审专家。

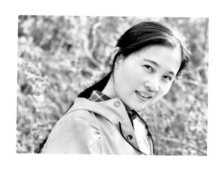

　　陈霞，女，1983 年出生，
2007 年毕业于西安交通大学，医
学学士学位。一直从事心血管重
症护理工作，有丰富的临床和教
学经验，在国内外期刊发表论文
6 篇，参与国家自然科学基金项
目 2 项，参与编写《安全输液操作流程》。任中国医学救援协
会旅游救援分会委员，空军特色医学中心心血管外科护士长。

运动是最好的心药

——心血管疾病运动治疗策略

张红超　陈　霞　主编

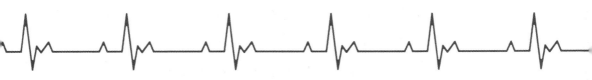

清华大学出版社
北京

内 容 简 介

运动有益健康的理念深入人心，对于健康人群，多数的运动项目是安全有益的，但对于心血管疾病患者，盲目运动不但达不到治疗效果，反而增加风险。

本书作者综合国内外运动与心血管疾病的前沿研究，从心血管疾病的评估方法入手，研讨运动处方的建立，通过实践经验与具体案例，建立指导运动的基本方法和原则，注重实际应用，读者可以根据评估表进行自我评估。希望读完此书，读者可以在运动与心血管疾病方面，建立精准认识，学会科学评估，加强自我健康管理。

图书在版编目（CIP）数据

运动是最好的心药：心血管疾病运动治疗策略 / 张红超，陈霞主编 . —北京：清华大学出版社，2020.7（2020.10 重印）

ISBN 978-7-302-55625-1

Ⅰ.①运…　Ⅱ.①张…②陈…　Ⅲ.①心脏血管疾病—运动疗法　Ⅳ.① R540.5

中国版本图书馆 CIP 数据核字（2020）第 093965 号

责任编辑：尤嘉琼　周婷婷
封面设计：吴　晋
责任校对：赵丽敏
责任印制：宋　林

出版发行：清华大学出版社
网　　　址：http://www.tup.com.cn，http://www.wqbook.com
地　　　址：北京清华大学学研大厦 A 座　邮　　编：100084
社 总 机：010-62770175　邮　　购：010-62786544
投稿与读者服务：010-62776969，c-service@tup.tsinghua.edu.cn
质量反馈：010-62772015，zhiliang@tup.tsinghua.edu.cn
印 装 者：小森印刷霸州有限公司
经　　销：全国新华书店
开　　本：165mm×235mm　印　张：13.5　插　页：1　字　数：169 千字
版　　次：2020 年 7 月第 1 版　印　次：2020 年 10 月第 2 次印刷
定　　价：68.00 元

产品编号：086492-01

编　委　会

陶为科（美国德州大学西南医学中心）

汪东方（肯塔基大学医学院）

王建昌（空军特色医学中心）

王立清（中国医学科学院阜外医院）

吴　扬（中国人民解放军总医院第一医学中心）

许建屏（中国医学科学院阜外医院）

序　一

　　心血管疾病的运动疗法是一种规范的治疗手段，并逐渐成为心血管疾病治疗过程中的专业性推荐，证据明确。对于病情稳定的患者，可以在医生的建议下，在居家舒适的环境下进行运动治疗。而对于病情重或者病情比较复杂的患者，一定要根据医生严格指定的方式进行运动。本书的出版是各个相关要界人士共同智慧融合的结果，是一本应用性很强的运动治疗指导用书。本书一定会帮助读者走上科学的康复之路，谨此强烈推荐。

　　祝贺！

格雷格·刘易斯
美国哈佛大学医学院副教授，医学博士，
哈佛医学院心肺运动实验室主任，
哈佛医学院移植中心主任

Preface

Exercise based cardiac rehabilitation has multiple, proven benefits for the patients with coronary artery disease. Exercise therapy has become a standard therapy for the treatment of coronary artery disease across the world. It is increasingly recommended by professionals. While exercise therapy for patients with severe coronary artery disease should be performed under the guidance of medical professionals, many patients can reap the benefits of the exercise therapy in the comforts of their own homes by following professional instructions. This publication is a product of a comprehensive collaboration between professionals in related fields, it is a highly applicable sports rehabilitation instruction book. This book will surely help readers on the path towards recovery, and I strongly recommend it without reservations.

Congratulation!

Greg Lewis, MD

Associate Professor of Medicine Director,

Cardiopulmonary Excise Testing Laboratory Medical Director,

Transplantation Program Massachusetts General Hospital,

Harvard Medical School

序　二

　　把运动作为一种治疗心血管疾病的方法，从机理上进行阐述，这样的科普作品并不多见。现代的医疗体系可以挽救大量的心血管疾病患者，但是，随着医疗实践的不断深化以及疾病谱的演变，使我们越来越深刻地认识到持续合理的生活管理、生活方式非常有益，大量的基础研究和临床论证都显示运动对于心血管疾病的防治有着不可低估的作用，此领域已经是近年来国内外研究的热点。

　　本书作者团队，有来自心血管疾病治疗方面的专家、有体育运动医学专家、有基础医学研究专家，他们分别从不同的角度介绍了运动的重要性、运动方法的理论要点、运动的指导评估路径。不仅科普性强，而且以知识体系的形式介绍了运动保护心血管健康的机理。这种跨学科融合式著作，不仅适合广大心血管疾病患者阅读，还可以为一线临床和科研工作者提供新的思路。

　　在内容方面，本书修正了一些运动在心血管疾病应用中的误区，重视人文心理学因素，具有丰富的大健康思维。用新的视野解读运动治疗方法，并且提出一些新的看法供学界和大众进一步探究。良好的互动性有利于轻松阅读，深入理解。希望作者团队不止于此，继续努力，顺应国家的大健康发展趋势，形成一个学科性研究方向。

刘德培

中国工程院院士、中国工程院原副院长、

中国医学科学院原院长、中国协和医科大学原校长、

第十二届全国人大常委

2020 年 5 月

序 三

张红超教授是我的学术合作伙伴，他严谨认真锲而不舍，喜欢深挖问题的本质，正是这一股子"劲头儿"促成了此书的落地。

张红超教授是一名出色的心血管外科专家，他既能站在医学专业的角度，又能回到生命科学的本源，研究运动对心血管疾病的影响。在这个独特的视角下，为心血管疾病患者运动治疗给予专业化科学性的指导，为想运动但不知道如何运动的人提供了方法，为不想运动但必须运动的人培养了兴趣、树立了信心。

2003 年张红超本人罹患严重急性呼吸综合征（SARS），因病情危重使用了呼吸机和大剂量糖皮质激素，康复早期曾出现过严重并发症，17 年来他坚持运动，依靠良好的自我健康管理能力和科学的运动设计，体力一步步恢复，不仅没有影响正常的生活和工作，而且还多次出国深造学习，并经常指导病友进行个体化运动。他的个人生活经验和工作经验叠加在一起，是一笔宝贵的财富。时值 COVID-19 疫情之重，想此书内容对大批康复患者将大有裨益。

从整体医学角度，运动医学是现代医学的一个研究方向，此书邀请多领域的专家参与编写，不论是在理论上还是在实践上都有重要作用，对心血管疾病运动治疗学科的发展具有重要意义。

罗敏敏

北京生命科学研究所教授

北京脑科学研究中心联合主任

2020 年 5 月

前　言

——如何复活生病的心脏

在中国，心血管疾病的发病人数大约有 3 亿。从这个惊人的数字中可以想象，心血管疾病对人们生活质量造成的影响，更可以看到由此产生的巨大社会负担。

人类对心血管疾病研究与治疗投入巨大，挽救了很多人的生命，但是，真正从根源上让人摆脱心血管疾病痛苦的情况却很少。因此为心血管病"除根"、复活心脏成了很多人的"梦想"！

首先说一说药物：世界上没有长生不老药！但人类探索长生不老的努力从来没有停止，从过去的巫医巫术、到中国传统医学、再到西医体系、一直到现代分子生物学技术。截至目前，除一些感染性疾病以外，药物很难从病理根源上解决问题，并且近年来检查过程、用药引起的医源性并发症并不少见。具体到心血管疾病，新出现的药物非常多，但是，心血管疾病的发病人数却仍然在增加。

一、他汀类药物、抗凝药物的功与过

血脂增高是心血管疾病发病的因素之一，他汀类药物降血脂的功效是肯定的，但是，近年来出现两大问题：一是被个别过度操作、过量使用；二是除传统肝损伤、肌溶解问题外，新近发现此类药物促进衰老、可能诱发糖尿病等问题让人胆战心惊。

抗凝药物对于预防血管血栓形成的作用是有益的，但是，人体在进化过程中已经形成了完美的止血与抗凝的平衡，只是在血管内壁不光滑、血液凝血机制被异常激活，容易导致血栓形成时才需要抗凝。可是，在寻求更合理抗凝药物的过程中，一些商业竞争导致无限夸大抗凝的作用，一些不必要的大剂量或者三联、四联抗凝导致的出血病变非常多见。

其次，我们谈一谈血管再通，血管再通包括球囊、支架和血管搭桥，在血管闭塞的紧急情况下是救急救命的法宝，但是，它仅仅解决了紧急、局部的问题，并不能逆转心血管疾病总的病理趋势。

二、支架的功与过

虽然"支架"只是寻求了活下去的机会，并不能从根本上治愈疾病。但是，它挽救了很多人的生命，为未来的治疗创造了机会。由于一些人认识不足或者商业运作，介入治疗存在明显的过度治疗的现象，这个很可怕。但是更可怕的是过度宣传支架的"危害"，致使很多人谈"架"色变，盲目拒绝支架，导致严重后果。因此，必须明白介入治疗是人类医学上的巨大进步，但是需要科学合理的应用。

再次，分析中医药与心血管疾病，总的来看由于心血管疾病的复杂病理过程，在其急性过程中中医药似乎有点力不从心，但是，在慢性过程中，按照西医的评价标准，许多方案证实了中医与西医达到了同样的随访结果。可是，目前还没有非常确切的固定方案广泛推广应用。

三、心血管疾病中医养生的功与过

中医药方法治疗心血管疾病，确实有效。但必须根据患者辨证施治。当前现代科学技术为中医药研究和发展带来重大机遇。

最后，展望一下现代生物技术对心血管疾病的贡献。现代生物学让我们对细胞及其密切相关的生物因子有了更深入的认识，但是总的来说，仍然停留在识别阶段。

人类对"长生不老"的探寻从来都没有停止，人类在不断地改进干细胞、重组各种生物因子。但是，尝试中出现的问题及效果也被不停地质疑，许多蛋白分子可能与某些重大疾病有关，人体内的各种分子构成了相互依存的量子式网络，所以企图用一两个药物改变整个机体环境是很困难的，甚至会打乱内部平衡，医学历史中也曾经出现过许多错误用药的案例。相反，基础研究的历史上经常看到每发现一个对人体有影响的新分子结构，起初总是一片欢呼兴奋，但是经过多年实践发现，作用仅此而已，反而不良反应会限制其应用的范围。这就是"点与面"，或者"点与空间的关系"，我们很难从一个点出发来影响一个复杂的平衡系统。

四、干细胞的功与过

近年来，人们迫不及待地将干细胞、生物因子应用到临床中，虽然心脏干细胞注射已经成为"丑闻"，但是，人们仍然坚信干细胞应用对人体有益，可怕的并发症不得不让管理机构严加限制。干细胞能不能药用？应该有什么样的规范？这些问题仍然需要依靠大量的数据来回答。笔者的团队研究显示，干细胞衍生产品对组织再生更具优越性。可以预测，生物治疗很快会出现在干细胞后时代。

身体的运行也并不是完全不可知，只是人们对某些极其深入的细节还不能精确地把握，但对人类的整体运行规律已经有了系统的认识。所以，我们有可能通过影响机体整体运行的方法对其进行干预。这对心血管疾病而言意义更大，因为循环系统是整体性和协调平衡性最强的。

由此可见，基于目前的科学认识，心脏复活的出路就是保证器官的基本形态结构与功能，促进或者激活机体内在系统的平衡运转。

因此，要想寻找复活心脏的出路需要明白两个问题：

（1）心血管生病的根源

包括遗传、免疫、感染、外伤、炎症、疲劳、代谢、饮食、精神状态。在这些因素中，遗传、免疫是不可控的，感染和外伤是一过性的，需要积极治疗尽量减少后遗症，而炎症、疲劳、代谢、饮食、精神状态是可以在日常生活中调节改变的。临床上，心血管疾病的形成往往不是单一因素引起的，导致心血管的病理改变也不是单一的。而运动产生的生理学的变化几乎可以对抗所有心血管疾病的危险因素，运动治疗是自然行为，可以激发人体整体平衡，并且没有明确的"不良反应"。它是由人类的生活本性决定的，合理的活动是机体良性运转的关键环节。

（2）人体的自身重建能力

心血管健康的本质是循环系统稳定平衡的工作，又与全身形成相互作用，基于机体需要，血管间断地、充分地兴奋与放松，并保证充分的血液流动和血液环境的稳定。在正常情况下，循环系统有着很强的自我平衡和自我稳定功能。如果循环系统长期处于"短路"、痉挛、血流缓慢、代谢产物不能及时排除，必然造成血管直接损伤，其导致的代谢紊乱又反向损伤血管。一旦危险因素长期作用超过了循环系统的自我平衡能力，心脏与血管系统就会接连出现变化。

认识心血管疾病一定要有动态观和整体观，并且要纵向与横向相结合地认识和评估，包括疾病发展的进展期与稳定期、急性期与慢性期、代偿期与失代偿期及系统性和局域性。以冠状动脉粥样硬化性心脏病（冠心病）为例，一个有 70% 的血管狭窄的患者，需要考虑以下问题：①是青年发病还是老年发病，有没有家族发病；②预计病变形成的时间；③致病因素，如糖、脂、炎症因子、C 反应蛋白（CRP）、同型半胱氨酸、白介素 –6（IL–6）等是否仍在持续升高；④心脏动力功能是否受损；⑤有没有脑、肾、下肢血管病变；⑥药物治疗是否完整有效；⑦患者的生存环境是否可以改变；⑧受试者自我管理能力如何。全面认识了这些问题，我们才可能系统地、有针对性地治疗心血管疾病。

既往我们重视运动对心血管疾病的预防，对于其治疗作用不够重视。运动有益心血管系统健康，在预防阶段要求不高。但是，随意的运动对于已患有心血管疾病的人群，至少对其中的一部分人群是有风险的。反之，科学的运动方案对一些心血管疾病可以达到治疗作用，或者说对心血管疾病某些阶段有极其重要的治疗作用。我们以慢性心力衰竭（慢性心衰）为例，慢性心衰的患者，如果"风平浪静"地生活，长期生存没有问题，但是，社会上会有各种应激，如感染、劳累、生气等，这些因素会引起慢性心衰患者心功能的急性恶化，甚至导致死亡。所以心衰患者的心功能储备是近年的研究热点，合理适量的运动可以大大提高心衰患者的心功能储备能力。

运动治疗的应用已经从高血压治疗和生活调理，发展到危重患者的床边应用。临床实践中确有很多患者通过自己的运动锻炼，控制了血压，逆转了冠心病、慢性心衰的进程，从而获得长期生存。美国对运动治疗心血管疾病的基础研究成为热点，最近美国国家卫生研究院（National Institutes of Health, NIH）组织多家大型医疗机构启动运动对心血管疾病的治疗机制。

目前为止，运动疗法并没有真正地发挥其应有的"神奇"作用。原因在于它需要正确的方法指导，要经过一段时间才能显现出结果，并需要以良好的自我管理能力为基础，更需要依赖良好的社会、家庭，以及工作环境。由此可见，针对心血管疾病建立一个认识体系十分必要，并逐渐建立社会引导机构，形成一个使心血管疾病患者受益的社会治疗环境。最终把运动变成有据可循、有法（方法）可依、有地可问的自我治疗"良方"。

张红超

2020 年 3 月

目　　录

第1章 心血管疾病的运动治疗认识

1.1 心血管疾病运动疗法宗旨及范畴

健康中国的蓝图是美好的，路径是清晰的。然而我国重大疾病防治仍面临重大挑战。我国每年死于心脑血管疾病的患者有 385 万人，其中高血压患者高达 2.7 亿人。与心血管疾病密切相关的糖尿病患者目前超过 1 个亿，还有 1.5 亿人处于糖尿病前期。心血管疾病仍然是人类健康的第一杀手。中国心脏病高发已成趋势，每年新发 50 万人，现患 200 万人。据世界卫生组织（WHO）统计，到 2020 年，中国每年因心血管疾病死亡的人数将可能达到 400 万。在过去 15 年里，中国 35 ~ 44 岁年龄组患冠心病的人数增长了 150%。所以，守护好我们的心脏是重要的健康主题，我们必须向社会推广两个方面的知识：一方面，对于健康人群，如何合理预防心血管疾病的发生；另一方面，对于心血管疾病人群，如何更好地带病生活。要做好以上两点，除了科学健康体检，依靠先进的医疗技术，合理饮食，戒烟控酒，普及急救技术和缓解精神压力等，运动疗法对心血管疾病的预防与治疗同样具有积极作用。

1.1.1 运动疗法是心血管疾病治疗链条中的重要环节

近些年，以先进的医学影像技术为基础的外科技术、介入技术及电生理技术得到了长足的发展，使得先天性心脏病（先心病）、冠状动脉粥样硬化性心脏病（冠心病）、周围血管疾病、心脏瓣膜病、心律失常的治疗得到比较理想的效果，患者的生存率和生活质量有了质的提高。但这些结构性干预手段，并未在病理机制上治疗心血管疾病。因此，从一定意义上讲，并非"根治"，所以进一步维护或延缓病理过程的综合治疗仍然十分必要。现有药物也大大提高了心血管疾病治疗的安全性，并且可行性强，有一定的预防作用，但是，目前没有哪一种药物可以在源头上对心血管疾病予以根治，并且药物的不良反应表现得越来越突出，比如肝损伤，性功能障碍，水肿，肾功能衰竭，牙龈增生、出血等。随着对运动疗法的认识不断深入，运动不仅仅是人们健身的基本方法，也已经成为治疗心血管疾病的必要手段。

1.1.2　运动疗法不同于运动健身与运动竞技

中国健康事业发展正处于很好的历史机遇期，人民健康处在国家优先发展的战略地位。"人民健康是民族昌盛和国家富强的重要标志"，2016年8月全国卫生与健康大会成功召开，会上提出"健康中国2030"，今天的健康是大健康、大医学、大卫生的概念，是全方位、全周期关注人民的健康，这说明健康的需求及政府的态度。即不仅关注疾病人群，还要关注健康人群、亚健康人群、有健康危险因素的人群、出现早期症状的人群，以及病后的康复和对老年人的关怀。但是，大量的媒体宣传及健康产业化的概念，容易让民众混淆大健康、体育运动、运动康复、运动治疗之间的区别。全民健身运动以社会为基础，以提高国民整体身体素质为目的；体育运动重在提高运动能力和兴趣；运动康复目前主要关注在肢体协调能力，恢复自立生活能力方面。心血管疾病的运动疗法则是需要在个体化指导下的运动，需要对心脏功能的准确评估，需要不断地调整运动的负荷，需要药物配合，需要一些必要的监测报警设备。国内目前还缺乏运动治疗专家及专科门诊，一些运动处方也仅仅是经验性推荐。

1.1.3 运动疗法在心血管疾病预防中的应用

目前，在我国一个突出的现象就是心血管疾病发病的年轻化，这与国家的快速发展而健康普及相对滞后有一定的关系，从病理生理的机制来看，很多心血管疾病如果早期预防、科学评估预警，是可以避免或者延缓发病的。运动可以直接或者间接消除心血管疾病发病的高危因素，下面所列前 8 条都是公认的经过运动治疗可以解决的。另外，运动能力的准确评估也可以避免竞技运动导致的心源性猝死。如隐匿性恶性心律失常、心肌病、动脉瘤、马方综合征等。

（1）肥胖。

（2）高血脂。

（3）代谢异常。

（4）心血管功能紊乱。

（5）焦虑。

（6）症状性胸闷气短。

（7）失眠及睡眠呼吸暂停综合征。

（8）脊柱功能紊乱（脊柱关节韧带功能不良）。

（9）体育竞技心血管功能状态评估（通过评估，减少心血管意外的发生）。

1.1.4 运动疗法在心血管疾病康复及长期生存中的应用

心血管疾病患者合理运动，是一个非常有益的疗法，但又是非常复杂的治疗。由于心血管疾病病种多种多样，患者的疾病程度、性别、年龄以及并发症存在差异，所以，企图用一个固定的表格或者套餐来概括运动疗法的内容显然不行。对于心血管疾病的运动疗法，最为关键的是：对心血管系统及相关系统做出全面、精确的评估。所以，一般的体育教练、健身教练都不可能完成这项任务。必须依靠经验丰富的心血管医生，依赖专科的检查设备。常见的心血管疾病有如下几类。

（1）冠心病：心绞痛、心肌梗死、心室壁瘤、缺血性心肌病。

（2）介入或冠脉搭桥术后。

（3）心功能不全。

（4）心律失常：心房颤动、室性心律失常。

（5）合并脑卒中、周围血管病变。

（6）合并慢性阻塞性肺病（COPD）。

（7）动脉瘤及动脉夹层。

（8）静脉疾病处理前后。

1.1.5 提高运动主动性：为什么说健康是一种能力

社会各界都在倡导健康的生活方式，道理大家都听得懂，也会做。但是无论是主观原因还是客观原因，真正长期坚持却是少数，做到科学运动的又是少之又少。因此实现精确运动疗法就更加困难。所以，培养运动的主动性，或者说提高健康的能力，也是运动治疗成功的关键因素之一。目前的健康能力（追求健康、保持健康的能力）多数是被病情折磨倒逼建立的，付出了健康的代价。健康能力与学历、地位、经济能力、智力、性别既有一定关系也不完全相关。其决定因素有认识能力、自控能力、医学常识、心理健康度等。所以作为运动治疗的决策制定者，让治疗对象清楚地认识到自己病情的状况、病理转归、科学研究进展状况、运动的预期疗效，其次是结合治疗对象的具体身体条件、家庭社会人文环境推荐行之有效的运动模式，达到自己可控、可理解、自愿、有兴趣，从而能长期坚持运动的目的。

（张红超）

1.2　心血管运动疗法的目的

　　人类从未停止过追求健康长寿。巫术、巫医、灵丹妙药伴随着整个人类文明，直到今天的基因编辑、人造胚胎仍然被热捧，人类仍然在生命面前仰首渴望。人们一方面探索生命的极限，另一方面在探索改善个体生命质量的方法。人类对于疾病的探讨可以说是无穷无尽，发现的疾病还没有完全攻克，新的疾病群又出现，比如肿瘤、艾滋病、严重急性呼吸综合征（severe acute respiratory syndrome，SARS）等。当现有的医疗手段及思维在现代科技的辅助下得以发展，人们更加注重急症、危及生命的疾病，而对于疾病的本质研究很有限。同时，医疗本身带来的负面作用越来越多，药物毒性、X 射线损伤、造影剂不良反应、外科术后形体欠缺、过度医疗等。不可否认，现代医学对人类健康的巨大作用。但是，临床技能的作用被过度放大，而整体治疗被忽视，预防和康复治疗手段更是被明显淡化。见图 1.2.1。近年来，随着精准医疗、微创医疗概念的提出，人们意识到了现代医疗的创伤和不良反应，同时，中医的辨证思维得以再次推崇。

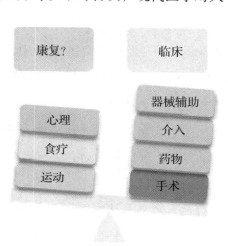

　　总之，人们对医学有了一些新的认识。

图 1.2.1　临床干预替代不了康复

（1）不能过度夸张现代医学的治疗效果；

（2）对健康预防的重视程度进一步提高；

（3）认识到社会所引导的"大健康"的概念，对人类整体健康水平的意义；

（4）更重视物理方法、运动、心理学治疗、营养等对健康的效能；

（5）更加重视健康管理，更加明确健康管理的长期性，更重视健康的自我管理。

在我国大健康理念的倡导下，体育热、健身热、减肥热、运动热遍及百姓生活之中，这是好事。但随之也出现一系列问题，且不说运动伤的问题，由运动引起的猝死或者严重的心血管事件也非常多见。究其原因人们没有搞清楚体育竞技、体育运动、健身运动、运动康复、运动疗法的区别，目前也没有明确的指导性教材或者机构对参与者进行指导，专科运动指导更是罕见。

显而易见，科学健身、精准运动治疗是非常有益的，反之则有害。现有的运动医学或者运动康复主要关注肢体功能恢复和对疾病的预防。人类已经逐渐认识到，运动对心血管疾病有重要的预防作用，这是巨大的进步。但是，对于已经发生心血管疾病的人群，简单随意地选择运动是危险的、有害的，因此，如何用科学的方法、科学的定量、科学的监测进行运动指导，达到对心血管疾病的近、远期治疗作用，需要建立一个系统的心血管疾病运动疗法体系。

由于心血管系统是运动能力的核心器官，心血管疾病必然限制运动的能力，盲目的运动必然有潜在的风险，从实践中看，选择适量的、与心血管功能状态相适应的运动方法，对心血管疾病的康复和远期生存有重大意义。从中国目前心血管疾病的发病率来看，建立心血管疾病运动疗法体系是目前中国心血管疾病治疗现状所必需的。

我国的心血管疾病患病率及死亡率仍处于上升阶段。由于人口老龄化与人口增长，2010 ～ 2030 年我国心血管疾病患病人数每年上升幅度将超过 50%，高血压、胆固醇以及糖尿病的增长趋势导致心血管的发生数将额外增长 23%。根据《中国心血管疾病报告 2017（概要）》推算心血管疾病现患人数 2.9 亿，其中脑卒中 1300 万人，冠心病 1100 万人，肺源性心脏病 500 万人，心力衰竭 450 万人，风湿性心脏病 250 万人，先天性心脏病 200 万人，高血压 2.7 亿人。心血管疾病死亡人数占居民疾病死亡人数构成比的 40% 以上，居首位，高于肿瘤及其他疾病。近几年来农村心血管疾病死亡率持续高于城市。目前心血管疾病死亡占城乡居民总死亡原因的首位，农村和城市心血管疾病死亡占全部死因的比率分别为 45.01% 和 42.61%。今后 10 年心血管疾病患病人数仍将快速增长。

　　以下是各个心血管疾病近几年的发展态势，这些数据更有力地说明了开展心血管疾病运动治疗的必要性。

1.2.1　脑血管病

　　2003 ～ 2015 年中国脑血管疾病死亡率呈上升趋势。农村地区脑血管疾病死亡率高于城市地区。年龄校正的脑卒中发病率、患病率、死亡率分别为 246.8/10 万人年、1114.8/10 万人年、114.8/10 万人年。农村居民脑卒中发病率（298.2/10 万人年）显著高于城市居民（203.6/10 万人年）。在患病病例中，缺血（IS）占 69.6%，出血性卒中（ICH）占 23.8%，蛛网膜下腔出血（SAH）占 4.4%，不明原因卒中（UND）占 2.1%；发病病例中，IS 占 77.8%，ICH 占 15.8%，SAH 占 4.4%，UND 占 2.0%。卒中幸存者中最常见的危险因素前三位是高血压（88%）、吸烟（48%）和饮酒（44%）。

1.2.2　冠心病

2002～2015年急性心肌梗死（AMI）死亡率总体呈上升态势，农村地区 AMI 死亡率不仅于 2007 年、2009 年、2011 年数次超过城市地区，而且于 2012 年开始，农村地区 AMI 死亡率明显超过城市地区。男性 AMI 标化发病率（78.5/10 万～56.6/10 万）高于女性（50.3/10 万～31.8/10 万）。城市 AMI 发病率高于农村，城市地区下降趋势明显（标化发病率为 99.8/10 万～50.1/10 万），农村地区呈上升趋势（标化发病率为 32.7/10 万～43.5/10 万）。

1.2.3　心律失常

根据国家卫生和计划生育委员会网上注册资料统计，2016 年植入起搏器例数比 2015 年增长 11.1%（73080 例 *vs.* 65785 例）；起搏器适应证与 2015 年比较无明显变化，仍以心动过缓为主：其中病态窦房结综合征的比例为 48.9%，房室传导阻滞的比例为 38.3%，非心动过缓适应证起搏器植入患者占 12.8% 左右；双腔起搏器占比近 69%。

近年来埋藏式心律转复除颤器（ICD）植入量呈持续增长趋势，年增长率保持在 10% 以上。2016 年心脏再同步化治疗（CRT）较 2015 年和 2014 年分别增长 15.1% 和 29.3%。心脏再同步化并心脏复律除颤器（CRT-D）的植入比例在逐年增长。2010～2016 年导管消融手术持续快速增长，年增长率为 13.2%～17.5%。

1.2.4　心力衰竭

回顾性研究显示，心力衰竭死亡率呈逐年下降趋势。中国心力衰竭患者注册登记研究（China-HF）对 2012～2014 年 88 家医院 8516 例心力衰竭患者的分析结果显示，住院心力衰竭患者病死率为 5.3%。

1.2.5　肺血管病

中国 ≥ 40 岁人群中 COPD 患病率为 7.3%，随着年龄的增长患病率逐渐升高。中国肺栓塞防治项目公布肺栓塞的发生率为 0.1%。

1.2.6　心血管畸形

根据国家卫生和计划生育委员会心血管疾病医疗质量控制中心资料统计，2010 ~ 2017 年中国内地 8 年来地方所属医院先天性心脏病介入治疗的数量为 181926 例，其中 2016 年达到 26698 例。

1.2.7　慢性肾脏病

中国慢性肾脏病（CKD）患病率调查显示，CKD 的总患病率为 10.8%。推算中国有 CKD 患者近 1.2 亿。年龄（高龄）、性别（女性）、高尿酸血症、脑血管疾病（CVD）、高血压、高胆固醇血症及吸烟是老年 CKD 的独立危险因素。

1.2.8　外周动脉疾病

下肢动脉粥样硬化性疾病（LEAD）是中老年人常见的疾病。LEAD 的主要病因是动脉粥样硬化，30% 的脑血管病患者、25% 的缺血性心脏病患者并存 LEAD。LEAD 患病率差别较大，北京万寿路地区老年居民的患病率约为 16.4%。

颈动脉粥样硬化性疾病：43 ~ 81 岁组颈动脉超声斑块的检出率为 60.3%（男性 66.7%，女性 56.2%）；颈动脉斑块主要分布在颈动脉膨大部；不同年龄组的检出率：< 55 岁组为 53%、55 ~ 69 岁组为 64% ~ 69%、70 ~ 74 岁组为 79%，≥ 75 岁组为 80%。

肾动脉狭窄是中老年动脉粥样硬化常见的外周血管表现，动脉粥样硬化导致的肾动脉狭窄占 81.5%，其中 ≥ 40 岁患者，粥样硬化性肾动脉狭窄占所有病因的 94.7%。

从心血管疾病的发病危险因素同样可以看出：运动方法都可以预防和予以改善。以下是近年的发病趋势，从以下数据同样可以看出开展规范运动疗法对心血管疾病防治的重要性。

1）高血压

《中国居民营养与慢性病状况报告（2015 年）》显示，2012 年，中国 ≥ 18 岁居民高血压患病率为 25.2%，中国高血压患病人数为 2.7亿；患病率城市高于农村（26.8% *vs.* 23.5%），男性高于女性，并且随年龄增加患病率显著增高。高血压的知晓率、治疗率和控制率：《中国居民营养与慢性病状况报告（2015 年）》显示，2012 年，≥ 18 岁人群高血压的知晓率、治疗率和控制率高于 1991 年和 2002 年的全国调查结果，尤其是控制率水平提高明显。

2）血脂异常

根据《中国居民营养与慢性病状况报告（2015 年）》显示，2012年，中国 ≥ 18 岁人群血清总胆固醇（TC）、甘油三酯（TG）水平均较 2002 年明显增高。中国 ≥ 18 岁人群血脂异常的患病率分别为 18.6%、34.0% 和 40.4%，10 年间中国成人血脂异常患病率大幅上升。总体男性高于女性，城市高于农村。≥ 18 岁人群血脂异常知晓率、治疗率和控制率分别为 31.0%、19.5% 和 8.9%；男性均低于女性，知晓率 30.12% *vs.* 31.84%、治疗率 18.9% *vs.* 20.01% 和控制率 7.27% *vs.* 9.67%。

3）糖尿病

中国成人糖尿病标化患病率为 10.9%，男性高于女性（11.7% *vs.* 10.2%）；老年人、城市居民、经济发达地区、超重和肥胖者糖尿病患病率较高；糖尿病前期检出率为 35.7%，老年人、超重 / 肥胖人群以及农村居民的糖尿病前期检出率较高。糖尿病知晓率为 36.5%，治疗率为 32.2%，治疗控制率为 49.2%；老年人、女性和城市居民知晓率和治疗率较高，相对年轻的患者和城市居民治疗控制率较高。糖尿病患者的全因死亡率显著高于无糖尿病者，糖尿病增加了缺血性心脏病和脑卒中风险，也增加了慢性肝病、感染、肝癌、胰腺癌、女性乳腺癌和生殖系统癌症死亡风险。心血管疾病死亡风险增加尤为突出，且农村高于城市。

4）代谢综合征

中国 ≥ 18 岁成人代谢综合征的患病率为 33.9%，有代谢综合征的人患 CVD 的风险增加 3 倍。

（张红超）

1.3　运动疗法在心血管疾病治疗中的独特性

运动疗法、运动康复、体育运动三者是不同的运动概念。运动康复是模糊的全科概念，鼓励自主活动，经验因素多，体育运动更注重健康、疾病预防、形体美感、竞技能力，不关注心血管适应能力，甚至挑战承受极限，有心血管损伤的风险。运动疗法是把运动作为一种治疗手段，目的是促使疾病康复，而心血管疾病运动疗法是专门针对心血管疾病治疗的方法体系。

在心血管领域，相对于心血管疾病运动疗法，我们可以统称其他运动方式为运动健身，前者需要依据病情制定个体化方案，以治疗为目的，后者以维持机体的健康状态为目的。如图 1.3.1 所示。

体育运动具有强身健体、娱乐的功能，另外还有教育、政治、经济等属性。也可以说所处的历史阶段不同，体育就具有不同的功能，但是自从体育产生以来，强身健体及其娱乐一直是体育的主要功能。

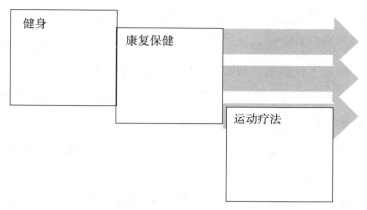

图 1.3.1 健身、康复保健与运动疗法的关系

体育是一种复杂的社会文化现象,以身体活动为基本手段,增强体质、促进健康及其培养人的各种心理品质为目的。尤其是随着社会经济的发展,人们的生活水平得到了提高,对精神方面的需要也不断提高。人们对于体育的认识不只局限于强身健体的方面,还希望通过参与体育活动得到更多的精神享受。生活水平越高,人们越是注重体育的精神层面价值。另外,体育也有助于培养人们勇敢顽强的性格、超越自我的品质、迎接挑战的意志和承担风险的能力,有助于培养人们的竞争意识、协作精神和公平观念。体育是人类社会发展中,根据生产和生活的需要,遵循人体身心的发展规律,以身体练习为基本手段,达到增强体质,提高运动技术水平,进行思想品德教育,丰富社会文化生活而进行的一种有目的、有意识、有组织的社会活动,是伴随人类社会的发展而逐步建立和发展起来的一个专门的科学领域。

运动疗法也称医疗体育,是利用人体肌肉关节运动,以达到防治疾病、促进身心功能恢复和发展的一种方法。是指利用器械、徒手或人体自身力量,通过某些运动方式(主动或被动),使其获得全身或局部运动功能、感觉功能恢复的训练方法。康复医学所要解决的最常见问题是运动功能障碍，因此运动疗法已成为康复治疗的核心治疗手段。也就是运动康复。着重进行躯干、四肢的运动、感觉、平衡等功能的训练，包括：关节功能训练、肌力训练、有氧训练、平衡训练、易化训练、移乘训练、步行训练。如运动疗法是促使小儿脑性瘫痪康复的重要手段之一。运动疗法的目的包括：

（1）控制肌肉的异常张力，缓解或增强其紧张度。

（2）牵张短缩的肌肉和肌腱，扩大关节活动范围、增强肌肉的肌力和活动的耐力、改善异常的姿势、运动模式，促进正常姿势、运动模式的发育。

（3）提高平衡能力和运动的协调性。

（4）进行运动功能的再训练，改善神经肌肉功能。

（5）通过训练刺激，改善心脏、肺、肝脏等脏器的功能。

心血管疾病运动疗法不同于其他运动方法，临床上，越来越多的患者与医生已经意识到，运动对心血管疾病治疗的重要意义，但是，又往往把运动疗法与其他专科运动康复、体育运动混为一谈，盲目指导，效果往往适得其反。因此，很有必要深入研究心血管疾病运动疗法的一些特点。现将其特点总结如下：

（1）心血管疾病运动疗法是一种质控性的运动。与竞技运动和社会体育运动有本质的区别。心血管疾病运动疗法必须遵循循序渐进的原则。

（2）心血管疾病运动疗法更重视小负荷累积、静态运动、柔性运动和拉伸运动。

（3）心血管疾病运动疗法更注意个体化方案的制定。

（4）比较严重的心血管疾病的运动疗法必须有治疗前的严格评估、治疗中的再评估和动态监测以及必要的血液化验。

（5）心血管疾病运动疗法更注重运动的激发力和思维模式的放

空。强调达到机体充分放松、愉悦的状态。

（6）心血管疾病运动疗法更强调它的目的性：①直接强化心肺功能；②减轻体重；③改善代谢；④改善组织供氧；⑤改善微循环；⑥减少血栓形成。

（7）心血管疾病运动疗法最关键的一点是必须依赖专业指导，而不是盲目地推测。从某种程度上讲，运动疗法的指导医师需要有更高的专业知识水准和评估能力。同时也需要人员优质、设备优良的团队。

（张红超　陈　霞）

1.4　心血管疾病运动治疗中的常见误区

误区 1：工作生活中的活动量够大了，运动没有必要

劳动不等于运动。劳动和运动虽然都有热量消耗，但是，运动要求精神放松，达到机体协调，身心愉悦，循环系统充分开放，并且通过汗液排出一些代谢产物。

误区 2：我有心律失常，不能运动

房性心律失常主张运动、室性心律失常要有别。单纯原发的心律失常少见，所以一定要寻找原因，根据原因制定运动方案。一般情况下，对于房性期前收缩、非快速心房颤动、稳定型室性早搏、有起搏器保护者，根据情况进行运动治疗是有益的。

误区 3：心功能不全就不能运动

运动对心力衰竭（心衰）的心功能储备更有意义。稳定的慢性心衰一般没有直接生命危险，多数在感染、劳累、情绪波动、外伤等情况下诱发了急性心衰而产生生命危险，所以在专业医生指导下，在心衰稳定期增加一些心功能储备，对延长心衰患者寿命非常有益。

误区4：到植被丰富的地方就是有氧运动

到植被丰富的地方活动还达不到有氧运动的标准。植被丰富的地方空气净化、湿化理想，空气含氧量可能稍有提高，但并没有达到有氧运动的标准。相反高原地区空气会更加稀薄，并且要注意过敏、温度变化引起的呼吸道痉挛。所以不能过度夸大到风景旅游区活动对心血管疾病的作用。

误区5：每天步行几万步效果不明显

每天步行几万步没达到机体兴奋状态。经常步行肯定对身体有益，但是，经常运动的朋友下肢肌肉发达，导致心血管对运动的反应会降低，精神注意力没转移、没达到机体需求的负荷运动，所以可以增加上肢运动，或者改变运动形式。

误区6：经常运动为什么还得心肌梗死？

有可能因为没科学评估，没有按照运动处方运动。血管疾病由多种因素决定，对于已经有血管病变基础的，一定要在专业指导下合理运动，过激或不恰当运动方式可能诱发心肌梗死。一些从事运动专业的人员后期停止运动，更容易发生心血管事件。

误区7：我有关节病变，不适合运动

可以借助手杖、外骨骼，或者选择特殊运动方式。无论是原发或者运动伤引起的膝关节病变都是导致运动治疗终止的原因。只要知道运动的多种形式和运动工具，继续保持运动是没有问题的。

误区8：心肺功能都不好，不宜运动

可以选择有氧运动，携氧或者环境梯度氧吧。选择季节、地域适度的地方进行体能训练，有利于减少并发症的发生，有条件的可以携氧运动或在梯度氧吧运动，效果更好。

误区9：下肢动脉狭窄活动后痛，不宜运动

此种情况适宜运动疗法。运动疗法是治疗下肢缺血性疾病早期非常有效的方法，可以有效促进侧支循环建立，增加组织耐缺氧能力，减慢甚至逆转血管病变。

误区 10：下肢静脉血栓或回流障碍不宜运动

可进行平卧位运动或自粘绷带固定运动。血液顺畅流动是避免血栓形成的最基本条件，有血栓时限制活动是为了预防肺栓塞，但是主要针对血栓平面较高的患者。即使这样，患者也可以在抬高患肢的情况下活动脚趾做微量活动。对于血栓平面在小腿、已经是陈旧血栓、已经安装滤器的患者，应该鼓励适当运动，对合并静脉回流障碍、下肢肿的患者加用弹力袜、自粘绷带，可采用平卧位蹬踏动作。

误区 11：肢瘫患者不能运动

可主动与被动相结合，依靠扶具进行运动。肢瘫的患肢血流障碍、感觉缺失会导致不能及时发现外伤、感染、压疮，比正常肢体更容易发生血栓。所以，一定主动被动相结合，必要时依靠扶具促进肢体活动，减少动静脉血栓形成。

误区 12：高龄老人活动风险大

选择适宜的运动形式并注意保护。高龄老人只要条件允许，一定协助活动，这样可以改善代谢，并且只要维持肌肉强度，就可以明显减少心功能负荷，循环良好是减缓大脑功能衰退的重要因素。

误区 13：术后患者不宜活动

术后患者尽量创造条件早活动。早期活动可以促进血流重建、减少血栓形成和乳酸形成。可以明显提高手术近、远期效果，减少非心血管系统的并发症。

误区 14：心肌梗死以后早下地活动

前提是一定要判断心肌梗死范围。大面积急性心肌梗死，一定保持绝对安静，活动可能增加心肌梗死面积，加重心衰，促进室壁瘤形成，导致心脏破裂、室间隔穿孔、室颤等，但不是绝对不动，可以做翻身，深呼吸，挪屁股，绷腿，勾脚等活动。

　　误区 15：放了滤器活动就不肿了

　　二者不相关。滤器的作用是预防肺栓塞，下肢已经形成的血栓仍需要抗凝、溶栓等进一步治疗。不过，如果有了滤器的保护，可以在滤器的保护下进行血栓抽吸、溶栓、加大患肢活动量，促进血栓治愈。

（张红超）

1.5　运动治疗的种类、分级、模式与热量消耗

　　由于运动形式多种多样，运动器材种类繁多并且不断更新，因此，很难对所有的运动进行准确的分类。总的来说，运动的分类方法非常多，作为运动治疗的种类也比较混乱，目前还没有专门针对心血管疾病运动治疗的分类方法。常见的运动分类方法见表 1.5.1。

表 1.5.1　运动分类方法

分类标准	类　别
动力来源	1. 主动运动：随意、助力、抗阻力运动
	2. 被动运动
能量消耗	1. 放松性运动
	2. 力量性运动
	3. 耐力性（有氧）运动
肌肉收缩形式	1. 等长运动
	2. 等张运动：向心性、离心性
	3. 等速运动

　　运动的结果不仅受运动的种类、类型影响，同时也受受试者自身的情况影响，如性别、年龄、运动基础、疾病情况及分期、体重、饮食习惯、生活习惯及职业特点等。以热量消耗为例，运动消耗人体内多少热量取决于多方面因素：①性别：同样的运动，男性消耗的热量

比女性多，因为男性的基础代谢率比女性高得多。②体重：同样的运动，体重重的人消耗的热量比体重轻的人多。③运动项目：不同的运动及强度，运动量各不相同，消耗的热量也有很大差异。④运动环境：不同的运动场地、气温、运动气氛都会影响人体的代谢水平。至今，运动与健康还有很多领域需要进一步研究探讨，也是近年来国内外研究的热点之一。下面介绍几个最常用的运动治疗概念性的方法，以利于理解运用。最主要和最基本的运动手段，主要用于心血管、呼吸、内分泌等系统的慢性疾病的康复和预防，提高心血管、呼吸、内分泌等系统的功能。

1.5.1 耐力性（有氧）运动

耐力性（有氧）运动是保持全面身心健康、保持理想体重的有效运动方式。有氧运动的项目有：步行、慢跑、走跑交替、上下楼梯、游泳自行车、室内功率自行车、步行车、跑台、跳绳、划船、滑水、滑雪、球类运动等。

（1）耐力性（有氧）运动的运动强度：运动强度是指单位时间内的运动量，即运动强度 = 运动量 / 运动时间。而运动量是运动强度和运动时间的乘积，即运动量 = 运动强度 × 运动时间。运动强度可根据最大吸氧量的百分数、代谢当量、心率、自觉疲劳程度等来确定。

①最大心率的百分数：在运动测定中常用最大心率的百分数来表示运动强度，通常认为提高有氧适能的运动强度宜采用 70% ~ 85% 最大心率（HR_{max}），这一运动强度的范围通常是 55% ~ 70% 最大摄氧量（VO_{2max}）。②代谢当量：代谢当量是指运动时代谢率对安静时代谢率的倍数。1MET 是指每千克体重，从事 1min 活动消耗 3.5mL 的氧，其活动强度称为 1MET [1MET=3.5mL/（kg·min）]。1MET 的活

动强度相当于健康成人坐位安静代谢的水平。任何人从事任何强度的活动时，都可测出其吸氧量，从而计算出 MET 数，用于表示其运动强度。在制定运动治疗方案时，如已测出某人的适宜运动强度相当于多少 MET，即可找出相同 MET 的活动项目。③心率：除去环境、心理、疾病等因素，心率与运动强度之间存在着线性关系。在运动处方实践中，一般来说达最大运动强度时的心率称为最大心率，达最大功能的 60% ~ 70% 时的心率称为"靶心率"（target hear rate，THR）或称为"运动中的适宜心率"，日本称为"目标心率"，是指能获得最佳效果并能确保安全的运动心率。为精确地确定各个患者的适宜心率，须做运动负荷试验，测定运动中可以达到的最大心率或做症状限制性运动试验以确定最大心率，该心率的 70% ~ 85% 为运动的适宜心率。④自感用力度：是 Borg 根据运动者自我感觉疲劳程度来衡量相对运动强度的指标，是持续强度运动中体力水平可靠的指标，可用来评定运动强度；在制定运动治疗方案时，可用来调节运动强度。自感用力度分级运动反应与心肺代谢的指标密切相关，如吸氧量、心率、通气量、血乳酸等。

（2）耐力性（有氧）运动的运动时间：运动时间是指每次持续运动的时间。每次运动的持续时间为 15 ~ 60min，一般须持续 20 ~ 40min；其中达到适宜心率的时间须在 15min 以上。在计算间歇性运动的持续时间时，应扣除间歇时间。间歇运动的运动密度应视体力而定，体力差者运动密度应低；体力好者运动密度可较高。运动量由运动强度和运动时间共同决定（运动量 = 运动强度 × 运动时间），在总运动量确定时，运动强度较小则运动时间较长。前者适宜于年轻及体力较好者，后者适宜于老年及体力较弱者。年轻及体力较好者可由较高的运动强度开始锻炼，老年及体力较弱者由低的运动强度开始锻炼。运动量由小到大，增加运动量时，先延长运动时间，再提高运动强度。

（3）耐力性（有氧）运动的运动频率：运动频率常用每周的锻炼次数来表示。运动频率取决于运动强度和每次运动持续的时间。一般认为：每周锻炼 3 ~ 4 次，即隔一天锻炼一次，这种锻炼的效率最高。最低的运动频率为每周锻炼 2 次。运动频率更高时，锻炼的效率增加并不多，而有增加运动损伤的倾向。小运动量的耐力运动可每天进行。

1.5.2 力量性运动

主要用于运动系统、神经系统等肌肉、神经麻痹或关节功能障碍的患者，以恢复肌肉力量和肢体活动功能为主。在矫正畸形和预防肌力平衡被破坏所致的慢性疾病的康复中，通过有选择地增强肌肉力量，调整肌力平衡，从而改善躯干和肢体的形态和功能。力量性运动根据其特点可分为：电刺激疗法（通过电刺激，增强肌力，改善肌肉的神经控制）、被动运动、助力运动、免负荷运动（即在减除肢体重力负荷的情况下进行主动运动，如在水中运动）、主动运动、抗阻运动等。抗阻运动包括：等张练习、等长练习、等动练习和短促最大练习（即等长练习与等张练习结合的训练方法）等。也可以分为静态运动、动态运动、加速度运动。

（1）决定力量练习的运动量的因素：①参加运动的肌肉群的大小：大肌肉群运动的运动量大，小肌肉群运动的运动量小。如：肢体远端小关节、单个关节运动的运动量较小；肢体近端大关节，多关节联合运动，躯干运动的运动量较大。②运动的用力程度：负重、抗阻力运动的运动量较大；不负重运动的运动量较小。③运动节奏：自然轻松的运动节奏其运动量较小；过快或过慢的运动节奏其运动量较大。④运动的重复次数：重复次数多的运动量大。⑤运动的姿势、位置：不同的运动姿势，位置对维持姿势和克服重力的要求不同，运动量也不同。

（2）力量练习的运动强度及运动量：力量练习的运动强度以局部肌肉反应为准，而不是以心率等指标为准。在等张练习或等动练习中，运动量由所抗阻力的大小和运动次数来决定。在等长练习中，运动量由所抗阻力和持续时间来决定。在增强肌肉力量时，宜逐步增加阻力而不是增加重复次数或持续时间（即大负荷、少重复次数的练习）；在增强肌肉耐力时，宜逐步增加运动次数或持续时间（即中等负荷、多次重复的练习）。在康复体育中，一般较重视发展肌肉力量，而肌肉耐力可在日常活动中得到恢复。

（3）力量性运动的运动时间：力量性运动的运动时间主要是指每个练习动作的持续时间。如等长练习中肌肉收缩的维持时间一般认为 6s 以上较好。最大练习是负重伸膝后再维持 5 ~ 10s。在动力性练习中，完成一次练习所用时间实际上代表动作的速度。

（4）力量性运动的运动频率：每日或隔日练习 1 次。

1.5.3 伸展运动和健身操

主要的作用有放松精神、消除疲劳，改善体型，防治高血压、神经衰弱等疾病。伸展运动及健身操的项目主要有：太极拳、保健气功、五禽戏、广播体操、医疗体操、矫正体操等。

（1）运动强度和运动量：①有固定套路的伸展运动和健身操的运动量：有固定套路的伸展运动和健身操，如"太极拳、广播操"等，其运动量相对固定。如：太极拳的运动强度一般在 4 ~ 5MET 或相当于 40% ~ 50% 的最大吸氧量，运动量较小。增加运动量可通过增加套路的重复次数或动作的幅度、架子的高低等来完成。②一般的伸展运动和健身操的运动量可分为大、中、小三种。小运动量是指做四肢个别关节的简单运动、轻松的腹背肌运动等，运动间隙较多，一般为 8 ~ 12 节；中等运动量可做数个关节或肢体的联合动作，一般为 14 ~ 20 节；大运动量是以四肢及躯干大肌肉群的联合动作为主，可加负荷，有适当的间歇，一般在 20 节以上。

（2）伸展运动和健身操的运动时间：成套的伸展运动和健身操的运动时间一般较固定，而不成套的伸展运动和健身操的运动时间有较大差异。如：24 式太极拳的运动时间约为 4min；42 式太极拳的运动时间约为 6min；伸展运动或健身操的总运动时间由一套或一段伸展运动或健身操的运动时间、伸展运动或健身操的套数或节数来决定。

（3）伸展运动和健身操的运动频率：每日 1 次或每日 2 次。

1.5.4　运动治疗的进度

一般根据运动处方进行适量运动的人，经过一段时间的运动练习后（6 ~ 8 周），心肺功能应有所改善。这时，无论在运动强度和运动时间方面均应逐渐加强，所以运动治疗应根据个人的进度而修改。在一般情况下，运动训练造成体能上的进展可分为三个阶段：初级阶段、进展阶段和保持阶段。

（1）初级阶段：指刚刚开始实行定时及有规律的运动时。在这个阶段并不适宜进行长时间、多次数和程度大的运动，因为肌肉在未适应运动就接受高度训练很容易造成损伤。所以，对于大部分人来说，最适宜采取强度较低、时间较短和次数较少的运动处方。例如选择以缓步跑作为练习的运动员，应该以每小时 4km 的速度进行，而时间和次数则应依自己的体能而调节，不过每次的运动时间不应少于 15min。

（2）进展阶段：指经过初级阶段的运动练习后，心肺功能已有明显的改善，而改善的进度则因人而异。在这个阶段，一般人的运动强度都可以达到最大摄氧量的 40% ~ 85%，运动时间亦可每 2 ~ 3 周加长一些。

（3）保持阶段：在训练计划大约进行了 6 个月之后出现。在这个阶段，心肺功能已达到满意的水平，而他们亦不愿意再增加运动量。只需要保持这个阶段的训练，这时，可以考虑将较为刻板沉闷的运动训练改为一些较高趣味的运动，以避免因沉闷放弃继续运动。

1.5.5　静态运动

静态运动指在身体相对静止状态中，借助按摩道具被动进行的物理运动。它通过筋骨挪移及肌肉的伸展、挤压、揉捏、捶打等动作，达到刺激肌肉深层组织、内脏及腺体神经等作用，促进血液循环，调节新陈代谢，消耗积压脂肪，激活衰老细胞，从而使人体发生良性变化。这种运动形式对心血管疾病运动疗法有非常重要的意义。

1.5.6　运动适配度

一个科学的运动方案要考虑运动量、运动频率、运动周期、运动基础、类型、年龄、疾病背景、心肺功能等诸多因素。但是，这个方案并不是最终结果。其结果还要考虑患者的接受度、舒适度以及运动的治疗预期，这就是运动方案的适配度。虽然目前没有具体的分级方法，但是适配度越高，运动方案越优。反之，应该及时调整方案，甚至调整指导专业团队。针对心血管疾病运动治疗的复杂性和生活环境的多样性，我们不可能针对所有患者制定同一个运动治疗方案，甚至不可能为同一类患者制定一个治疗方案，所以我们反向思考，按照受试者对运动治疗的目标需求来制定 Horn 心血管疾病运动需求分层。依照该分层方法，给出如表 1.5.2 建议：

表 1.5.2　Horn 心血管疾病运动需求分层

运动需求层次	运动建议（按照最小量建议）
第一层：改善循环，避免压疮	助力翻身，被动运动
第二层：增加代谢，轻度增加心肺循环	伸展运动和健身操
第三层：增加肌肉力量，增加心肺功能储备	非竞技的球类运动，仰卧起坐，俯卧撑等
第四层：强化体力，全血管兴奋，充分放松	游泳，球类比赛等
第五层：规律健身常态化，全负荷运动	平板支撑，健身房运动
第 N 层：精神思维转移运动法	书法，绘画等投入兴趣、需要集中精力完成的活动

（陈　霞）

1.6　有氧运动和无氧运动的基本方法及其对机体的影响

现代社会心血管疾病患病率逐年增加，心血管疾病在中国居民的全因死亡构成中占很大比重。而体力活动缺乏是心血管疾病的重要独立危险因素，规律的运动可降低心血管疾病发病率和死亡率，越来越多的人认识到运动是预防心血管疾病发生和促进心血管疾病康复的重要而有效的方式。运动作为康复的主要手段之一，在心肌梗死、心绞痛、隐性冠心病、冠状动脉分流术后和冠状动脉腔内成型术后等心血管疾病康复过程中得到广泛的应用。

1.6.1　心血管疾病运动治疗处方概述

心血管疾病患者康复运动必须制定运动处方，与药物处方一样要谨慎对待。运动处方包括运动形式、运动强度、运动时间、运动频率等内容。运动处方是康复运动训练的指导原则，据此来指导患者有目的、有计划的科学运动，增强体能、促进健康、减少疾病的复发和发展、达到最佳的生理效应，并确保安全地进行运动训练。

在制订运动处方之前，必须进行体检，以确定运动者的身体健康状况，检查疾病的种类和性质，有无运动禁忌证等，体检时应着重于心肺功能和运动器官功能的检查。根据体检结果和运动基础，安排适当的运动形式和运动量。

1）心血管疾病康复的运动形式

就目前关于运动与心血管疾病的研究成果来看，有氧运动和力量训练是心血管疾病患者运动形式的良好选择，建议心血管疾病患者的最佳运动方案为有氧运动与间歇力量性训练相结合，可产生心血管适应、减轻不适症状、提高运动耐力和肌力、改善生活质量。有氧运动是心血管疾病患者康复的重要基础，其中最有效的有氧运动是运用大群肌肉完成持续或间歇的运动。有氧运动项目以中、低强度的节律性运动为好，可选择步行、登山、健身跑、自行车、游泳、划船、太极拳、爬楼梯，以及全身肌肉都参与活动的中等强度的有氧体操，如医疗体操、健身操等。还可适当选择娱乐性球类活动，如门球、保龄球、羽毛球等。而力量性训练，包括常规的举哑铃、弹力带训练和提供不同速度和阻力的器械运动，心血管疾病患者力量训练时阻力强度为轻度或中度。

2）心血管疾病康复的运动强度

运动强度是运动处方中最重要的因素，运动强度可运用几种方式安排，最常用的包括最大摄氧量（VO_{2max}）、靶心率（THR）、主观劳累程度分级（RPE）、最大肌力百分比（%1RM）。多数情况下是通过心率间接推测患者摄氧量。

（1）最大摄氧量：采用最大摄氧量的百分数来表示运动强度

时，60% ~ 80%VO_{2max} 是理想的运动强度。超过 80%VO_{2max} 的运动，不仅运动效果不佳，而且对心脏储备能力差的人是危险的，也有研究表明，高强度间歇性训练较中等强度训练对心血管疾病患者更有益。低于 50%VO_{2max} 的运动对老年人和心脏疾病患者是适宜的。心血管疾病患者运动时的运动强度以中等强度为宜，即相当于40% ~ 60%VO_{2max}，以心率表示则运动时有效心率范围为最大心率（HR_{max}）的 50% ~ 70%。

（2）靶心率：靶心率是指运动时应该达到的心率范围，计算THR 的替代方法是使用储备心率（HRR）等式。第一步，计算最大心率（MHR），女性用 220 减去年龄，男性用 205 减去年龄的 1/2。第二步，测定静态心率（RHR）。第三步，计算储备心率。HRR 是MHR 减去 RHR。THR 是训练强度（TI）（通常为 60% ~ 80%）与HRR 的乘积再加上 RHR。THR=（MHR–RHR）×TI+RHR；最大心率（MHR）=220– 年龄（女），205– 年龄（男）×0.5；储备心率（HRR）=MHR–RHR（心率：次 / 分钟；年龄：岁）。不同年龄人群的靶心率与运动强度、最大吸氧量的对应关系见表 1.6.1。

表 1.6.1　不同年龄人群的靶心率与运动强度、最大吸氧量的对应关系

运动强度	最大吸氧量 /%	靶心率 /（次 / 分）				
		20 ~ 29岁	30 ~ 39岁	40 ~ 49岁	50 ~ 59岁	60 岁以上
较大	80	165	160	150	145	135
	70	150	145	140	135	125
中等	60	135	135	130	125	120
	50	120	125	115	110	110
较小	40	110	110	105	100	100

引自：王广兰，王亚宁 . 最佳运动疗法 [M]. 长沙：湖南文艺出版社，2000.

（3）主观劳累程度分级：主观劳累程度分级（rating of perceived exertion，RPE），由博格（Borg）设计了 15 级分类表（表 1.6.2）。RPE 是根据患者运动时主观感受的程度确定运动强度的方法，患者最容易采用，特别适用于心血管疾病患者家庭和社区康复训练。15 级分类表的主要优点是将 RPE 乘以 10 即为该用力水平的心率（次 / 分钟）。

表 1.6.2　RPE 的 15 级分类

级别	6	7	8	9	10	11	12	13	14	15	16	17	18	19	20
RPE		非常轻		很轻		有点累		稍累		累		很累		非常累	

引自：王茂斌，曲镭 . 心脏疾病的康复医疗学 [M]. 北京：人民军医出版社，2000.

开始运动时，心血管疾病患者按一定的心率和 RPE 水平的运动强度运动，掌握了心率和 RPE 之间的对应关系后，就可利用 RPE 来调节运动强度和修订运动处方。

RPE < 12（轻度），40% ~ 60% 最大心率；

RPE=12 ~ 13（中等），60% ~ 75% 最大心率；

RPE=14 ~ 16（重度），75% ~ 90% 最大心率。

RPE 是非常实用的工具，尤其是对测量脉搏感觉不适者，主要包括心律失常患者（心房颤动、心房扑动）以及需使用药物控制心率的患者。RPE 可在不干扰有氧运动的同时，有效而准确地评估。

（4）最大肌力百分比（%1RM）：对于需要康复的心血管疾病患者，力量训练强度用占最大力量（1RM）的百分比表示。最大力量需在制订训练计划之前的测试中完成。1RM 表示人体仅能完成一次的负荷重量。受试者只能抵抗该阻力一次就会感到疲劳。对于青少年、小孩、老人、高血压或心脏病患者，1RM 测试有较高的危险性，因此临床常使用低限阻力测试的值 10RM 预测最大负荷量。一般未经训练者 10RM 约为 1RM 重量的 68%，受过运动训练后，新的 10RM 则为新的 1RM 重量的 79%。下面为推算 1RM 的计算公式：未受训练者 1RM=1.554×10RM 重量 −5.181；受训练者 1RM=1.172×10RM 重量 +7.7704。对于心血管疾病患者，我们可通过 10RM 测试换算出 1RM 的值。近些年冠心病患者的力量训练强度 < 40%1RM，以 30% ~ 40%1RM 肌力为宜。

3）心血管疾病康复的运动时间

每次运动前应做 5 ~ 10min 的准备活动，运动后至少 5min 的放松活动。心血管疾病患者运动时间开始阶段可稍短，每次 5 ~ 10min，以后随机体对运动逐步适应，运动时间逐渐延长。每次运动持续时间 20 ~ 60min，有利于达到提高心血管系统功能和有氧工作能力的效果。运动时间长短与运动强度成反比，运动强度越低，需要的运动时间越长，运动强度较大时，运动时间应相应缩短。对于病情轻、年龄小、体力好的患者，可采用较大强度、短时间运动，而老年人和肥胖性心血管疾病患者采用强度较小、持续时间较长的运动较合适。

4）心血管疾病康复的运动频率

心血管疾病康复的有氧运动频率以 3 ~ 5 次 / 周为宜，具体视运动量的大小而定，如果每次的运动量较大，可采取隔天 1 次的运动，如果每次运动量较小且患者体能较好，每天坚持运动 1 次最为理想。但对下肢有骨关节疾病的心血管疾病患者，为避免对下肢过度负荷，可采取隔天 1 次的运动。心血管疾病力量训练康复频率为每周至少 2 次，每次力量训练的间隔应该在 48h 以上。

1.6.2　有氧运动的基本方法及其对心血管疾病患者机体的影响

1）有氧运动的概念

有氧运动也称为全身耐力训练，是指采用中小运动强度、大肌群、动力性、周期性运动，以提高机体氧化代谢和运动能力的训练方式，广泛应用于各种心血管疾病康复、各种功能障碍者和慢性病患者的全身活动能力训练以及中老年人的健身锻炼中。

2）心血管疾病有氧运动的适应证和禁忌证

（1）心血管疾病有氧运动的适应证：陈旧性心肌梗死、稳定型心绞痛、隐性冠心病、轻度 – 中度原发性高血压、轻症慢性充血性心力衰竭、心脏移植术后、冠状动脉腔内扩张成型术后、冠状动脉分流术后等。

（2）心血管疾病有氧运动的禁忌证：心血管功能不稳定的疾病。

① 未控制的心力衰竭或急性心力衰竭、严重的左心室功能障碍。

② 血流动力学不稳的严重心律失常室性或室上性心动过速、多源性室性期前收缩（室早）、快速型心房颤动（房颤）、Ⅲ度房室传导阻滞等。

③ 不稳定型心绞痛、增剧型心绞痛。

④ 近期心肌梗死后非稳定期、急性心包炎、心肌炎、心内膜炎。

⑤ 严重而未控制的高血压、急性肺动脉栓塞或梗死、确诊或怀疑为主动脉瘤、严重主动脉瓣狭窄、血栓性脉管炎或心脏血栓。

3）心血管疾病患者有氧运动的基本方法

有氧运动是心血管疾病患者康复运动的基本运动方式和有效的运动手段。有氧运动的项目有：步行、登山、健身跑、自行车、游泳、划船、太极拳、爬楼梯、有氧体操、球类运动等。

（1）步行：步行是最常用的训练方式，容易控制运动强度和运动量，运动损伤少。体弱者或心肺功能减退者缓慢步行可达到良好的效果。快速行走可达到相当高的训练强度，步行速度超过 7 ~ 8km/h 的能量消耗可超过跑步。心绞痛患者一天之中最容易发生心肌梗死的时间是睡眠时，其次是早晨，而在睡前和早晨步行，能够防止心肌梗死的发作。

步行应选择室外空气清新、环境优美的区域，可选择平地和坡地，步行中增加坡度能有助于增加训练强度。

步行速度因人而异，根据患者自我感觉确定，一般 RPE 在 11 ~ 13。中等速度为每分钟 80 ~ 110 步，每小时 2 ~ 3km。快速步行每分钟 120 ~ 150 步，每小时 4 ~ 5km，一般采取中等速度为宜。

步行的持续时间应根据患者的病情及体质不同而定，但最短不少于 15min，最长不宜超过 1h，一般以 20 ~ 30min 为宜。在步行中间应根据体力适当安排休息 1 ~ 2 次，每次 3 ~ 5min。可逐渐加快步行速度，增加持续时间，直至速度达到每小时 3 ~ 5km。步行 30min 可休息 5min，每天 2 次，要持之以恒。

（2）登山：登山锻炼较平地锻炼耗氧量大，心脏负担也重，体力消耗多，因此适宜于心脏功能比较好且平素有一定锻炼基础的患者，它要求有固定的场地，所以适合居住在山区的患者锻炼。

登山锻炼的运动量可以根据运动时的心率来判定。运动时的心率应该比安静时的心率增加 50% ~ 70%。此外，在停止运动后，心率应在 5min 内恢复原有水平。一般来说，达到了这些要求，运动量是比较适宜的。

登山锻炼前应先进行步行及爬坡锻炼，没有出现心绞痛等不适症状以后，方可进行登山活动。登山的高度可为 50 ~ 100m，也可以根据体质情况及治疗需要增加高度或坡度。当登山达到一定程度时，测量自己的心率是否达到最高心率。若心率接近或达到极限时，则可以逐渐减慢速度直至停止运动。休息 5 ~ 7min，再继续进行。后期登山时应有 1 ~ 3 次使心率达到或接近最高心率水平。登山结束后，应休息一会儿，然后缓步 1 ~ 2km，做放松运动。此项登山锻炼时间为 45 ~ 60min。

（3）健身跑：跑步的运动强度较大，适用于有运动锻炼习惯并训练有素的心血管疾病患者。见图1.6.1。

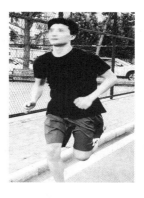

① 间歇跑：运动量从跑30s、步行30 ~ 60s 开始，逐渐增加跑步时间，反复进行10 ~ 30 次。运动总时间为 10 ~ 30min。每周根据体力改善情况增量。运动频率为 1 次 / 日或隔日 1 次。

图 1.6.1　户外健身跑

② 短程健身跑：运动距离可从 50m 开始，渐增至 100m、150m、200m、400m……速度为 30 ~ 40s 跑 100m，每 5 ~ 7 日增加一次距离。当距离达 1000m 以上时不再随便增加距离，而是通过加快速度来增加运动强度。运动频率为 1 次 / 日或隔日 1 次。

③ 常规健身跑：按个人治疗目的进行长于 1000m 的慢跑。运动距离先从 1000m 开始，适应后每两周增加 1000m，一般增至 3000 ~ 5000m 即可。速度可先从 6 ~ 8min 跑 1000m 开始，以后按靶心率要求进行。运动频率为 1 次 / 日或隔日 1 次。

（4）自行车：自行车既是交通工具又是很好的锻炼器材，特别是结合上下班进行锻炼，可以节省时间和场地。骑自行车锻炼前，应将车座高度和车把弯度调好，防止两臂紧张用力。行车中保持身体稍前倾，避免用力握把。骑车锻炼的缺点是容易因交通拥挤而精神紧张，因此把锻炼时间安排在清晨或运动场内进行。在交通道路锻炼时，要把握好速度，并遵守交通规则，以免发生交通事故。行车的距离和速度可根据个人的情况选定。

目前，一些健身房设有功率自行车，其特别之处是两下肢配合运动，有一定的惯性，可根据个人的体质情况调整不同的阻力，不仅对下肢肌肉是一种力量性训练，对心血管系统也是一种耐力性、有氧性训练。锻炼方法可采用间歇运动逐步增量法：每运动 3min 后就地休息 3min，运动量应根据体力情况而定。开始可定 150 ~ 300m/min，每次增加 150m，到达预期心率后，再维持 4 ~ 6min，结束运动前将运动量调小。

（5）游泳：游泳是男女老幼都喜欢的体育项目之一，它的特点是用四肢克服水的阻力做运动，对人体特别是冠心病患者有良好的保健效果。见图 1.6.2。

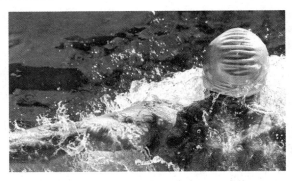

图 1.6.2　游泳

① 增强四肢的肌力，对皮肤和关节有很好的改善作用。

② 由于水对胸腔的压力，有助于增强心肺功能。

③ 放松肌肉和血管，对冠心病、高血压、肌肉劳损等疾病的防治以及消除疲劳具有积极的意义。

④ 水温一般低于体温，运动时体温的散发速度高于陆上运动，有助于肥胖的心血管疾病患者消耗额外的能量，达到减肥的目的。

（6）太极拳：每天至少一次，一次打完一套，如因体力不支不能打完全套太极拳，可选择其中几节，如"左右揽雀尾""原地野马分鬃""原地云手"等，手势反复练习 8 ~ 12 次。

（7）降压按摩操

① 侧压手臂：患者侧卧，手心向股骨大转子，利用体重挤压整

个上肢和手。左右手交替进行，每次 20min。

②背压手臂法：患者仰卧，两手交叉重叠于骶骨背面，手向下，利用体重挤压整个上肢和手，同时将一侧腿肚压在另一侧膝关节上方，挤压小腿肌肉。左右交替，每次 20min。

③俯压手臂法：患者俯卧，屈肘，放于胸前，利用胸部挤压双手，每次半小时。

④挤手法：患者坐在凳子上，用两个膝关节挤压蜷曲的手掌，两手交替进行，每次 20min。

上述姿势中，运动时间的长短和姿势的选用都可因人而易。因运动量不大并没有危险性，可适当长时间多做。

（8）扭腰晃膀操：患者两脚平行站立与肩膀同宽，膝胯微屈，肩腰等关节放松，呼吸自然，悠然自得地扭腰晃肩，做到上虚下实，轻柔而有节奏。简单易学，降压效果好，每次 20min，一天可进行数次（图 1.6.3）。

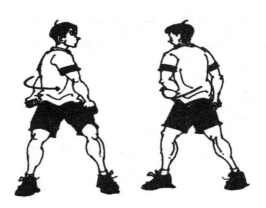

图 1.6.3　扭腰晃膀操

4）心血管疾病患者有氧运动处方实例

（1）低强度有氧耐力运动处方

①运动目的：增强有氧运动能力、降低心血管疾病风险、降低

体重和减少体脂含量。

② 运动项目：步行或健身跑。

③ 运动强度：低、中。

④ 目标心率：40%～60%最大心率。

⑤ 主观劳累程度分级 RPE＜12（轻度）。

⑥ 最大摄氧量或运动测试最大功率的 40%～60%。

⑦ 运动时间：10～15min。

⑧ 运动频度：3～4次/周。

（2）中强度耐力运动处方

① 运动目的：增强有氧运动能力、增强循环呼吸功能、降低心血管疾病风险、减体重和降低体脂含量。

② 运动项目：步行或健身跑。

③ 运动强度：中、高。

④ 目标心率：60%～75%最大心率

⑤ 主观劳累程度分级 RPE=12～13（中等）。

⑥ 最大摄氧量或运动测试最大功率的 60%～75%。

⑦ 运动时间：30min。

⑧ 运动频度：4～5次/周。

（3）高强度间歇运动处方

① 运动目的：提高有氧和无氧运动能力、增强循环呼吸功能、降低疲劳感。

② 运动项目：功率车或健身跑。

③ 运动强度：高。

④ 目标心率：75%～90%最大心率。

⑤ 主观体力感觉 RPE=14～16（重度）。

⑥ 最大摄氧量或运动测试最大功率的 75%～90%。

⑦ 运动时间：2 ～ 5min，3 ～ 6 组，每组间隔 1 ～ 2min，间隔期可休息，也可以把强度降低（20% ～ 30% 最大心率）。

⑧ 运动频度：4 ～ 5 次 / 周。

5）有氧运动对心血管疾病患者机体的影响

（1）有氧运动可以扩张心血管疾病患者外周血管，降低交感神经兴奋性，达到降低血压的效果。

（2）有氧运动可以消除心血管疾病患者体内多余脂肪，尤其是腹部的脂肪，减轻体重。

（3）有氧运动可以改善心血管疾病患者血脂代谢紊乱，降低血清总胆固醇和甘油三酯，使高密度脂蛋白含量上升，低密度脂蛋白含量下降，减少脂肪沉积，改善血脂，增加血管弹性，延缓血管硬化或促进动脉硬化的逆转。

（4）有氧运动可以增加心血管疾病患者心肌供氧量，加强心肌收缩力，促进血液循环，改善心肌代谢状况，降低心血管疾病患者静息心率。

（5）有氧运动可以增加心血管疾病患者肌肉组织对葡萄糖的利用，从而降低血糖。

（6）有氧运动可以提高心血管疾病患者胰岛素受体的亲和力，提高胰岛素的敏感性，改善胰岛素抵抗。

（7）有氧运动可以增加心血管疾病患者呼吸肌的力量和肺活量，改善肺的通气功能。

（8）有氧运动可以使心血管疾病患者精神愉快，增加生活情趣和对生活的自信心。

6）注意事项

（1）安全第一：心血管疾病患者进行运动前务必进行体检和身体功能评估。

（2）参加力所能及的活动：心血管疾病患者在康复期应参与一些能够承受的、力所能及的活动，从小负荷量活动开始，慢慢增加，切忌过量。一开始应在家人或医护人员的陪同和监护下做些室内活动，能够耐受再移至室外，步行距离逐渐递增，并适当做一些四肢及关节的活动，且活动的时间不宜太长。

（3）运动时间的选择：一般情况下每天参加运动一次或两次，每次 20～30min，宜在饭后 2～3h 或饭前 1h 进行。天气炎热时，可选在早晨或晚间进行，冬天宜在出太阳时进行，应选择在不太寒冷也不太热的环境下运动。

（4）勿做爆发性的运动或活动：心血管疾病患者勿做爆发性的运动或活动，如突然跳跃、转体、提重物、抱小孩、启酒瓶盖、抛东西等。

（5）运动或活动时监测症状：运动中若出现心慌、胸闷、气短、心前区疼痛、头痛、恶心、面色苍白、过度疲劳等症状时，表示心脏无法承受此运动量，应马上停止运动，并要充分休息。注意观察症状是否缓解，若不能缓解则应进行治疗。

（6）运动后的观察：通过适量的运动或活动，患者心情舒畅，感到精力较以前充沛，夜间睡眠好，无其他不适症状，说明运动量适度。若出现不适症状或睡眠差，表示运动或活动量过大，要减少运动量或调整运动方式。

（7）在运动前要重视准备活动和整理活动等，运动后不要立即坐下或躺下。

（8）运动后不要立即吃生、冷食物，更不能马上进行冷水浴或游泳。

1.6.3　无氧运动的基本方法及其对心血管疾病患者机体的影响

1）无氧运动的概念

无氧运动是指肌肉在"缺氧"的状态下高速剧烈的运动，适合于心血管疾病患者的无氧运动主要是力量训练。

2）力量训练对心血管疾病患者康复的重要性及意义

力量训练是肌肉在对抗外力的情形下做动态或静态收缩的主动运动。力量训练是心血管疾病康复运动处方中必不可缺的组成部分，是有氧运动的有益补充。从当前运动与心血管疾病康复的研究成果来看，保持良好的肌力和肌耐力对促进健康、预防伤害与心血管疾病康复有很大帮助，当肌力和肌耐力衰退时，肌肉本身往往无法胜任日常活动及紧张的工作负荷，容易产生肌肉疲劳和疼痛。通过力量训练可增加心血管疾病患者的肌肉力量、肌肉耐力和肌肉体积，长期力量训练还能增加骨密度，预防骨质疏松，提高心血管疾病患者的生存质量，对增强患者体质有重要意义。

3）心血管疾病患者力量训练的适应证和禁忌证

（1）心血管疾病患者力量训练的适应证

① 低心血管危险性的人群。

② 血压控制良好的高血压患者。

③ 中或高心血管危险的人群。

④ 稳定型冠心病患者。

（2）心血管疾病患者力量训练的禁忌证

① 不稳定型冠心病。

② 失代偿性心力衰竭。

③ 未控制的心律失常。

④ 严重肺动脉高压。

⑤ 严重的有症状的主动脉狭窄。

⑥ 严重的心肌炎、心内膜炎和心包炎。

⑦ 未控制的高血压（＞180/110mmHg）。

⑧ 主动脉夹层。

⑨ 马方综合征。

⑩ 增殖性视网膜病变活动期患者，糖尿病增殖性视网膜病变的患者禁止高强度的抗阻训练（80%～100%1RM）。

（3）应注意的情况

① 任何年龄段的糖尿病。

② 未控制的高血压（＞160/100mmHg）。

③ 低体能水平（＜4METs）。

④ 肌肉骨骼问题（关节炎、骨质疏松、肌腱炎等）。

⑤ 安装心脏起搏器和除颤器的患者。

4）心血管疾病患者力量训练的基本方法

康复运动训练除利用有氧运动改善患者的心血管功能外，通过力量训练增强心血管疾病患者的肌力和局部肌肉耐力也很重要。对一般人群和大部分心血管疾病患者来说，需要对上肢进行日常职业活动和业余娱乐活动，过去曾错误地认为上肢运动比下肢运动容易增加摄氧量和诱发缺血，因此曾限制冠心病患者进行上肢运动。

心血管疾病患者在进行运动时产生的最大心率一般为运动试验测得的最大心率的56%～64%，便不会引起心律失常、血压异常、ST段降低等情况。研究表明，心血管疾病患者肌力训练的长期效果类似正常人。

抗阻力量训练实际应用应包括主要肌肉群的锻炼。对于心血管疾病患者，训练强度应适度降低，重复次数适当增加。近些年冠心病患者的力量训练强度 < 40%1RM（one repetition maximum），以 30% ~ 40%1RM 肌力为宜。传统抗阻力量训练的每项训练包括 3 组动作，但在心血管疾病患者力量锻炼的初级阶段，单组和多组动作对肌肉的改善程度相同。心血管疾病患者一次力量训练包括 8 ~ 10 项综合性的训练，在 15 ~ 20 min 内完成，并且在充分的有氧锻炼后进行。近几年，成本较低的训练方法已在大多数心血管疾病患者中得到应用，如弹力带练习、轮滑拉力器、哑铃和捆绑式沙袋等。

循环训练（circuit weight training, CWT）是上、下肢进行循环运动训练改善心肺功能和增强肌力的一种训练方式，通常大肌群运动、小肌群运动、动力性运动、静力性运动相互交替，并反复依次进行。此法既可用于提高有氧能力，又能用于提高无氧能力。只需上、下肢和躯干运动交替进行。单次循环持续时间为 7 ~ 12min，时间长短取决于运动中休息间歇时间（为 15 ~ 60s），每次运动重复次数为 6 ~ 15 次。该运动方式内容丰富，如常规的哑铃运动、提供不同速度和阻力的器械运动、舞蹈、平板运动、功率车运动等，容易为患者所接受和喜爱。

5）心血管病患者力量训练运动处方的实施

第一步：热身运动（warm-up），包含全身大肌群的静态或动态牵伸，包含肩部肌群、肱二头肌、肱三头肌、股四头肌、腘绳肌、腓肠肌、比目鱼肌、腰腹肌群，15 ~ 30s/ 次。

第二步：全身大肌群抗阻力量训练，如坐姿上肢前推、肱二头肌屈伸抗阻训练、肱三头肌屈伸抗阻训练、下肢负重屈伸抗阻练习、腹肌练习、俯卧腿弯举抗阻练习、坐位下肢屈伸抗阻练习、腓肠肌训练等。

第三步：整理运动（cool down），包含全身大肌群的静态或动态牵伸，包含肩部肌群、肱二头肌、肱三头肌、股四头肌、腘绳肌、腓肠肌、比目鱼肌、腰腹肌群，15～30s/次。

6）心血管疾病患者力量训练运动处方实例

（1）肱二头肌屈伸抗阻训练（图1.6.4）

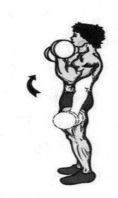

图1.6.4 肱二头肌屈伸抗阻训练

① 运动目的：增强臂部肌肉力量、防止日常活动减少后产生的肌力下降和肌萎缩，降低心血管疾病风险，提高生活质量。

② 运动项目：身体自然站立位，起始位双手自然下垂，手握合适重量的哑铃（＜40%1RM），缓慢匀速屈肘至90°，再缓慢放下，重复。

③ 运动强度：（10～15次）次×1组。

④ 运动时间：2min。

⑤ 运动频度：2次/周。

（2）俯卧腿弯举抗阻训练（图1.6.5）

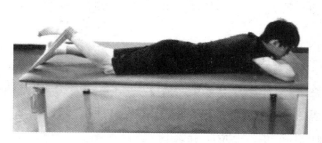

图1.6.5 俯卧腿弯举抗阻训练

① 运动目的：增强大腿部位肌肉力量，防止日常活动减少后产生的肌力下降与肌萎缩，降低心血管疾病风险，提高生活质量。

② 运动项目：俯卧位，选择合适负荷的弹力带（＜40%1RM），一端固定在床头，一端固定在踝关节附近，缓慢匀速屈膝至90°，再缓慢放下，重复。

③ 运动强度：（10 ~ 15 次）次 ×1 组。

④ 运动时间：2min。

⑤ 运动频度：2 次 / 周。

（3）上腹肌抗阻训练（图 1.6.6）

① 运动目的：增强腹部肌肉力量，防止日常活动减少后产生的肌力下降与肌萎缩，降低心血管疾病风险，提高生活质量。

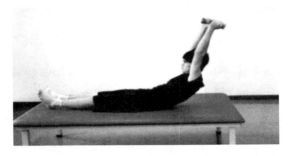

图 1.6.6　上腹肌抗阻训练

② 运动项目：仰卧位，选择合适负荷的哑铃（＜ 40%1RM），双手上握哑铃保持，缓慢匀速卷腹至上半身与床面呈 30°，再缓慢放下，重复。

③ 运动强度：（10 ~ 15 次）次 ×1 组。

④ 运动时间：2min。

⑤ 运动频度：2 次 / 周。

（4）腓肠肌抗阻训练（图 1.6.7）

① 运动目的：增强小腿后群肌肉力量，防止日常活动减少后产生的肌力下降与肌萎缩，降低心管疾病风险，提高生活质量。

② 运动项目：长坐位，选择合适负荷的弹力带（＜ 40%1RM），一端手部固定，一端固定在脚掌，缓慢匀速做跖屈动作，即用脚掌踩弹力带，再缓慢放松，重复。

③ 运动强度：（10 ~ 15 次）次 ×1 组。

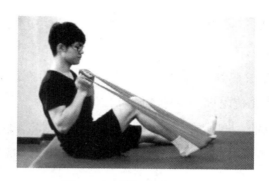

图 1.6.7　腓肠肌抗阻训练

④ 运动时间：2min。

⑤ 运动频度：2 次 / 周。

（5）桥式运动肌耐力训练（图 1.6.8）

① 运动目的：增强腰背肌肉耐力，防止日常活动减少后产生的肌耐力下降与肌萎缩，降低心血管疾病风险，提高生活质量。

② 运动项目：仰卧位，双腿屈曲 90°，然后伸髋、抬臀，并保持。抬臀的高度根据自己实际情况，如需增加负荷，可在腹部放置合适重量的沙袋，多次重复。

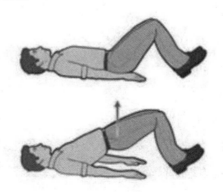

图 1.6.8　桥式运动肌耐力训练

③ 运动强度：（30 ～ 50 次）次 ×1 组。

④ 运动时间：3min。

⑤运动频度：2 次 / 周。

（6）踩踏功率车肌耐力训练

①运动目的：增强腿部肌肉耐力，防止日常活动减少后产生的肌耐力下降与肌肉萎缩，降低心血管疾病风险，提高生活质量。

②运动项目：坐位，上身躯干挺直，双手握紧扶手，匀速踩踏功率自行车。根据自己实际情况，如需增加负荷，可再稍微加大功率车阻力。

③运动强度：心率 90 ~ 100 次 /min。

④运动时间：10min。

⑤运动频度：2 次 / 周。

（7）半蹲肌耐力训练（图 1.6.9）

①运动目的：增强腿部肌肉耐力，防止日常活动减少后产生的肌耐力下降与肌肉萎缩，降低心血管疾病风险，提高生活质量。

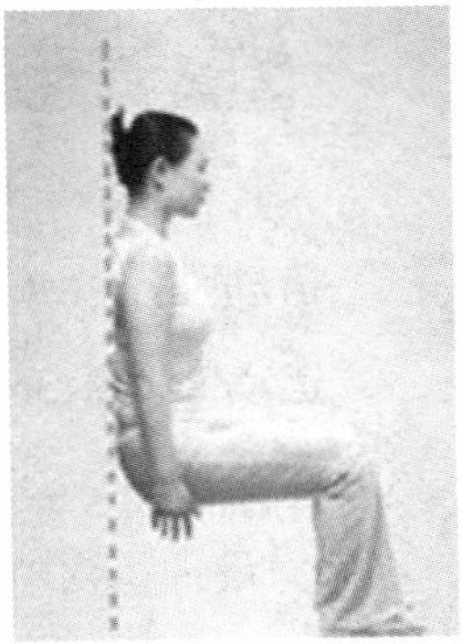

图 1.6.9　半蹲肌耐力训练

②运动项目：站立位，上身躯干挺直，背靠墙，匀速下蹲至膝关节合适角度再恢复直立位，多次重复。需根据自己实际情况增加负荷（增加下蹲深度即增加负荷）。

③运动强度：（30 ~ 50 次）次 ×1 组。

④运动时间：3min。

⑤运动频度：2 次 / 周。

（8）站立推墙肌耐力训练（图 1.6.10）

①运动目的：增强手臂及肩背部肌肉耐力，防止日常活动减少后产生的肌耐力下降与肌肉萎缩，降低心血管疾病风险，提高生活质量。

②运动项目：面对墙壁站立位，上身躯干挺直，双手前举至肩高度放置墙壁，匀速屈曲手臂再恢复伸直位，多次重复。需根据自己实际情况增加负荷，双手前举降低高度即增加负荷。

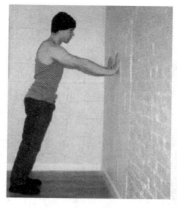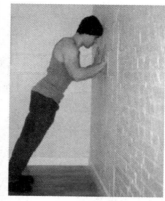

图 1.6.10 站立推墙肌耐力训练

③ 运动强度：（30 ~ 50 次）次 ×1 组。

④ 运动时间：3min。

⑤ 运动频度：2 次 / 周。

7）力量训练对心血管疾病患者机体的影响

（1）力量训练可增加心血管疾病患者的肌肉力量、肌肉耐力和肌肉体积。

（2）力量训练可以增加心血管疾病患者的骨钙含量和骨密度，防治骨质疏松。

（3）力量训练可以降低心血管疾病患者的血压水平。

（4）力量锻炼可以调整心血管疾病患者肌力平衡，改善身体平衡能力和步态，预防跌倒，提高老年心血管疾病患者的独立生活能力。

8）注意事项

（1）力量训练在有氧运动完成后进行，保证有充分的热身。

（2）使用力量训练器材前，要知道如何操作。

（3）力量训练时保持低速或中速的有节律的运动。

（4）做全关节的运动时，在用力时呼气，放松时吸气。

（5）吸气时避免屏气和瓦氏动作。

（6）上肢和下肢的运动交替进行，以保证运动中有充分的休息。

（7）由于训练效果的特异性，抗阻训练应包含所有大肌群的运动。

（8）心脏手术患者，需延迟 2 ~ 3 个月的时间恢复到传统的上肢抗阻运动。而且阻力强度应从小强度开始，选择低强度和增加重复次数的方式开展力量训练。

（9）所有参加抗阻运动训练的心血管疾病患者均需完成肌力测试，并据此制定抗阻运动处方，结合患者抗阻运动训练的生理反应进行个体化的调整和实施。

（王　茹）

1.7　可穿戴设备和运动器材的应用与选择

科学的健身运动及运动疗法都需要以精确的数据为依据，而合理的辅助运动器材是增加运动安全性、合理性、高效性的必要条件。所以，根据个人情况选择可穿戴的运动设备和器材是运动治疗的关键一步。

可穿戴健康设备是随着可穿戴设备的产生、发展而逐渐衍生出来的又一分支。20 世纪 60 年代以来，可穿戴设备逐渐兴起，随着可穿戴医疗健康设备及器材的迅速进展，目前市场上主要的可穿戴医疗设备形态各异，主要包括：智能眼镜、智能手表、智能腕带、智能跑鞋、智能戒指、智能臂环、智能腰带、智能头盔、智能纽扣等。运动设备也是各式各样，包括导航设备、运动手杖、外骨骼、定位器等。面对种类繁多的设备和器材，我们该如何选择呢？首先要以使用目的、自身机能状态和经济能力为依据。同时，要了解这些设备的分类、用途、基本原理，具体见图 1.7.1 ~ 图 1.7.5。

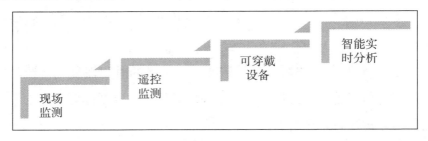

图 1.7.1 可穿戴医疗设备的发展阶段

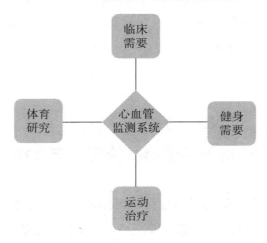

图 1.7.2 心血管监测系统的用途分类

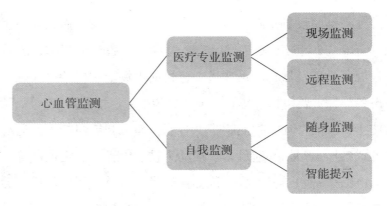

图 1.7.3 心血管监测的使用主体分类

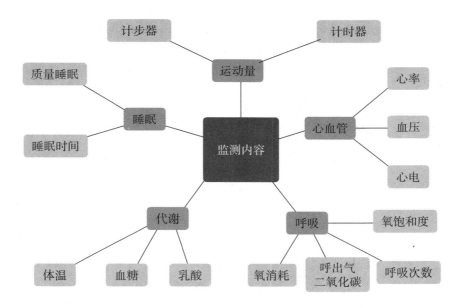

图 1.7.4　心血管监测的项目内容

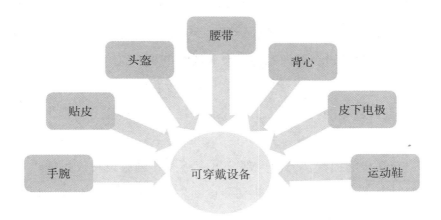

图 1.7.5　可穿戴设备穿戴形式的分类

可穿戴设备结合健康数据平台将构建更好的智慧医疗体系，使疾病的诊断与治疗更加快速化，医疗与自我健康管理更加一体化，具有更加简单、便捷、人性、宜人、实时、便宜的特点。近年来，众多国际公司加快了在智能可穿戴医疗以及健康医疗数据平台的布局，包括苹果的可穿戴设备 AppleWatch 和健康数据平台 HealthKit，谷歌的 GoogleFit 等，用户基于相关硬件获取体能生理数据，并通过数据平台进行分析。智能可穿戴设备通过大数据、云计算、物联网等技术应用，实时采集大量用户健康数据信息和行为习惯，已然成为未来智慧医疗获取信息的重要入口。在国内，可穿戴便携移动医疗设备在医疗和互联网领域同样掀起新高潮，其关注度、需求度都在不断提升，用户的使用满意度较高。可穿戴医疗设备仍然处于快速发展期。智能可穿戴医疗健康设备的优势表现在以下几点：

（1）实时监测：可穿戴医疗健康设备能够为用户提供实时健康监测数据，让用户实时了解个人身体健康状况。可穿戴医疗健康设备提供的实时监测，尤其适合当前医疗领域在慢性病管理的应用，对心血管疾病运动疗法的实施更有意义。

（2）降低治疗成本：基于可穿戴医疗健康设备在医疗的应用，医疗机构可以更好地整合医疗资源，为用户提供更便捷的医疗服务。可穿戴医疗健康设备的即时性大大降低医患双方的治疗成本。

（3）医疗大数据：可穿戴医疗健康设备的进一步应用，将实现对用户健康数据的大量采集，为今后医疗大数据应用分析提供了重要支撑。

（4）智能提醒：当前大部分可穿戴医疗健康设备仅仅提供数据监测功能，仅实现为用户提供初步诊断、监测，从而进行状态提醒、运动程序提醒、成绩鼓励、就医提醒。

可穿戴医疗健康设备目前还面临很多的挑战。其一，就是安全隐患，主要包括意外风险和个人健康隐私的泄露；其二，还不能完全做到佩戴舒适，甚至是无感、隐形，在一定程度影响运动过程。

（张红超　李　悦）

1.8　生命在于运动还是睡眠——运动与睡觉、饮食

　　谈起心血管疾病的运动治疗，经常有人会反驳：生命在于睡眠吧！说生命在于睡眠虽然不完全正确，但是也有一定的道理。在健康方面，运动与睡眠一点也不矛盾。原因很简单，一个健康身体的良好状态首先就应该表现为：能吃能排，能动能静（睡）。

　　高质量的睡眠，正常的吃喝拉撒，无疑说明身体的基本运行是稳定的。由于每个人先天条件并不完全一致，有一部分人的确有良好的健康基因，不需要对自己的健康去"操心"，似乎运动、营养结构、心理管理都是多余的。还有一部分人在不知不觉中已经形成了健康的习惯，所以，对健康管理的需求也不大。对于这些人来说，睡眠更有利于健康长寿。

　　但是，对大多数人来讲，会面临各种心血管疾病的威胁，睡眠不好便是其中的危险因素之一。单纯长时间的睡觉虽然可以使身体放松但也可能引起肥胖，例如，一些代谢产物无法及时排出。质量不好的睡眠甚至可以导致焦虑与睡后疲劳。另外，睡眠呼吸暂停综合征的患者，如果没有合理的干预，睡眠反而会增加心血管疾病的发生率。睡眠—吃喝肥胖—呼吸不畅—心脏受损—睡眠差，形成一个恶性循环。在这种情况下，通过合理的运动治疗可以从以下几个方面改善心脏的工作环境。

　　（1）运动可以使精神充分放松，改善睡眠质量，使机体彻底的休息；

　　（2）运动可以减少颈部及气道周围组织堆积，减少呼吸道堵塞，减少呼吸暂停现象的发生；

　　（3）运动可以增加呼吸肌群的力量，从而改善睡眠中呼吸深度；

　　（4）运动可以增加肺通气和换气质量，保证睡眠中的供氧。

对于心血管疾病，高质量的睡眠非常重要。但是，心血管疾病也会产生不同程度的睡眠问题，例如烦躁、焦虑等心理问题。高血压患者早起会因为头晕、头痛、头部血管跳动、头颈部发紧等问题引起睡眠障碍，甚至会出现夜尿多，从而影响睡眠；冠心病患者会因为失眠诱发心绞痛；心衰患者会出现乏力、没有精神、嗜睡等症状，由于肺脏淤血导致夜间呼吸困难、甚至端坐呼吸，也可能由于肠道水肿引发腹胀，从而影响睡眠，并出现进食及大小便异常。药物治疗加上科学的运动指导，可以改善患者的组织循环、改善代谢，有利于受试者建立更好的代偿机制。

因此，在心血管疾病健康这个话题上，睡眠和运动是统一的。有经验的心血管专家通常会关注、处理睡眠问题，比如通过，适当的药物镇静治疗不仅可以减少心绞痛、心律失常的发作，而且能减少心血管疾病并发症的出现（例如卒中）。运动对于心血管疾病患者来说，是睡眠和消化系统的调和剂，科学统筹的运动可以减少或者改善低质量的睡眠。二者互相结合可以更好地促进心血管功能的恢复。饮食也有类似的问题，已经患有心血管疾病的人群不能"任性吃喝"，一定要根据身体需要进行科学的调整，既不能缺乏营养，又不能增加代谢负担和循环容量的负担。

（陈　霞　张红超）

1.9　运动医学常见评估参数

1.9.1　血氧饱和度

1）定义

广义上的血氧饱和度，常指血液样品中的氧含量与该样品血液最大氧含量的百分比。血氧饱和度和血氧含量：血氧饱和度指与结合 O_2 的血红蛋白量占血红蛋白总量的百分比，血氧含量指血液中溶解的 O_2 和血红蛋白结合的 O_2 的总和，二者与血氧分压一起应用可判断组织缺氧程度和呼吸功能。

2）参考范围

动脉血氧饱和度（SaO_2）：95% ~ 98%，静脉血氧饱和度（SvO_2）：60% ~ 85%，动脉血氧含量：（CaO_2）：6.7 ~ 9.8mmol/L（15 ~ 22mL/dL），静脉血氧含量：（CvO_2）：4.9 ~ 7.1mmol/L（11 ~ 16mL/dL）。

3）运动评估价值

血氧饱和度增高：见于高压氧治疗；降低：见于肺气肿等缺氧性疾病、循环性缺氧、组织性缺氧。运动时可以携带小型经皮动态监测，是运动疗法中比较常用的方法之一。

1.9.2　呼气末二氧化碳（CO_2）

1）定义

呼气末 CO_2 浓度或分压（$ETCO_2$）的监测可反映肺通气，还可反映肺血流。在无明显心肺疾病且 V/Q 比值正常时。$ETCO_2$ 可反映动脉血二氧化碳（$PaCO_2$），正常 $ETCO_2$ 为 5% 相当于 5kPa（38mmHg）。临床应用：①呼气末二氧化碳过高：其重要的生理意义是肺泡通气不足或输入肺泡的 CO_2 增多。②呼气末二氧化碳过低：主要是肺泡通气过度或输入肺泡的 CO_2 减少。

2）运动评估价值

常用于麻醉、重症监护的监测：①麻醉机和呼吸机的安全应用。②各类呼吸功能不全。③心肺复苏。④严重休克。⑤心力衰竭和肺梗死。⑥确定全麻气管内插管的位置。由此可见它可以评估心功能不全受试者的心肺循环能力。

1.9.3　代谢当量

1）定义

代谢当量（metabolic equivalent，MET）是以安静、坐位时的能量消耗为基础，表达各种活动时相对能量代谢水平的常用指标。1MET的活动强度相当于健康成人坐位安静时的代谢水平。是指基础状态时的耗氧量，1MET 等于 3.5mL/（kg·min）。一个健康的成年人静坐时保持舒适状态时的新陈代谢率，记为 1MET，$1MET=58.15W/m^2$。可以用来评估心肺功能。例如人在静坐时的 MET 约为 1.0，速度为9.6km/h 的跑步 MET 约为 10.0 等。

2）运动评估价值

任何人从事任何强度的活动时，都可测出其吸氧量，从而计算出MET 数，用于表示其运动强度。在制定运动处方时，如已测出某人的适宜运动强度相当于多少 MET，即可找出相同 MET 的活动项目，写入运动处方。不同种类活动的 MET 见表1.9.1。

1.9.4　心肺耐力

1）定义

心肺耐力（CRF）指一个人持续身体活动的能力。心肺和血管的功能对于体内氧和营养物的分配、垃圾清除具有重要作用，尤其是在进行一定强度的活动时，良好的心肺功能则显得更加重要。评价心肺耐力的主要指标包括最大摄氧量（maximal oxygen uptake）、运动经济性（exercise economy）、最大摄氧量的速度（the velocity at VO_{2max}）、乳酸／换气阈值（lactate/ventilatory threshold），以及摄氧量动力学（oxygen kinetics）等。多数用最大代谢当量作为反映心肺耐力的指标。以最大代谢当量为 CRF 的判定依据。

表 1.9.1　不同种类活动的 MET

活动种类	活动情况	MET
静坐		1.0
站立	放松地	1.0
作画	坐位	1.5
写字		1.5
穿衣和脱衣		2.0
洗手和洗脸		2.0
打字		2.0
演奏乐器		2.5
骑马	慢速	2.5
步行	速度为 4km/h	3.0
舞蹈	慢节奏，如华尔兹	3.0
划船	慢划	3.5
骑脚踏车	速度为 10km/h 以下	4.0
骑马	一般运动	4.0
体操	表演	4.0
家务劳动	重活，如拖地	4.5
步行	速度为 5.6km/h	5.5
舞蹈	快节奏，如迪斯科	5.5
竞走	比赛	6.5
打羽毛球	比赛	7.0
铲雪		7.0
挖掘		7.5
跑步	速度为 5km/h	8.0

2）运动评估的价值

体力活动与心肺耐力，以及心肺耐力在人体健康状况及疾病死亡风险中的重要作用尤其受到关注，成为公共健康与运动科学领域最活跃的研究方向之一。心肺耐力作为人群体力活动水平的一个客观生理指标，与人群全死因死亡率及心血管疾病死亡率高度相关，是体质健康各组成部分的核心要素。

体力活动与心肺耐力综合反映人摄取、转运和利用氧的能力。它牵涉到心脏泵血功能、肺部摄氧及交换气体能力、血液循环系统携带氧气至全身各部位的效率，以及肌肉等组织利用这些氧气的功能。心肺耐力的好坏是身体主要机能健康的保证。

　　心肺耐力作为体质健康的核心要素已成为体质研究中的一个重要关注点，也作为人群体力活动水平的一个客观生理指标，与人群全死因死亡率及心血管疾病死亡率高度相关。此外，体力活动水平与心肺耐力呈正相关，提高体力活动水平可有效改善心肺耐力，从而降低患者疾病和死亡风险。

1.9.5　最大心率

　　1）定义

　　除去环境、心理、疾病等因素，心率与运动强度之间存在着线性关系。在运动处方实践中，一般来说达到最大运动强度时的心率称为最大心率。

　　2）运动评估价值

　　达到最大心率的 60%～70% 时的心率称为"靶心率"或称为"运动中的适宜心率"，也有人称之为"目标心率"，是指能获得最佳效果并能确保安全的运动心率。为确定每位患者的适宜心率，须做运动负荷试验。通常是指运动中可以达到的最大心率或借助症状限制性运动试验以确定最大心率，该心率的 70%～85% 为运动的适宜心率。用靶心率控制运动强度是简便易行的方法，具体推算的方法有：公式推算法，即以最大心率的 65%～85% 为靶心率，靶心率=（220-年龄）×65%（或85%）。年龄在50岁以上，有慢性病史的，可用：靶心率=170-年龄；经常参加体育锻炼的人可用：靶心率=180-年龄。

1.9.6　最大耗氧量

1）定义

最大氧耗量（maximal oxygen consumption，VO_{2max}）是指在人体进行最大强度的运动，当机体出现无力继续支撑接下来的运动时，所能摄入的氧气含量。作为耐力运动员的重要选材依据之一，是反映人体有氧运动能力的重要指标，高水平最大摄氧量是高水平有氧运动能力的基础。

2）测定方法

（1）直接测试法：又称实验室测试（laboratory measurement）。让受试者带上专门的仪器在跑台上跑步，通过调节跑台的跑速级别使得受试者运动至力竭，然后用专门仪器收集到的受试者呼出的气体纳入气体分析仪进行分析。分析出的结果便能确定出其最大摄氧量了。

（2）间接测试法：其依据是人体的耗氧量与本身完成的功率和运动时的心率密切相关，因而通过运动时的心率和运动完成的功率推测受试者的最大摄氧量。

（3）Bruce 方法：同样通过跑台和心率监测仪，当心率出现 180 次 / 分时，便可断定机体已经力竭了。推测公式为：$VO_{2max}=6.70-2.28\times$ 性别 $+0.056\times$ 时间（s）（其中性别的赋值：健康成人，男 =1，女 =2）。

3）运动评估价值

人体运动时的耗氧量、运动强度及心率有着密切的关系，可用耗氧量推算靶心率，以控制运动强度。高强度运动时相当于最大吸氧量的 70% ～ 80%（70% ～ 80%VO_{2max}），运动时的心率为 125 ～ 165 次 /min；中等强度运动相当于最大吸氧量的 50% ～ 60%（50% ～ 60%VO_{2max}），运动时的心率为 110 ～ 135 次 /min；低强度运动相当于最大吸氧量的 40% 以下（＜ 40%VO_{2max}），运动时的心率为 100 ～ 110 次 /min。在实践中可采用按年龄预计的适宜心率，结合锻炼者的实际情况来规定适宜的运动强度。

1.9.7 体脂率

1）定义

体脂率是指人体内脂肪重量在人体总体重中所占的比例，又称体脂百分数，它反映人体内脂肪含量的多少。肥胖会提高罹患各种疾病的风险。例如高血压、糖尿病、高血脂等。

2）计算公式

成年女性的体脂率计算公式：参数 a= 腰围（cm）×0.74，参数 b= 体重（kg）×0.082+34.89，体脂肪重量（kg）=a–b，体脂率 =（身体脂肪总重量 ÷ 体重）×100%。

成年男性的体脂率计算公式：参数 a= 腰围（cm）×0.74，参数 b= 体重（kg）×0.082+44.74，体脂肪重量（kg）=a–b，体脂率 =（身体脂肪总重量 ÷ 体重）×100%。

脂肪测量仪是使用生物电阻抗法测量的，表面有 ITO 导电膜，无损伤的微弱生物电在体内循环，然后通过 BIA 生物电阻抗方法测量。基本原理是：由于体内脂肪几乎不导电，而肌肉和水分等身体成分则容易导电，所以体脂检测仪可以通过测量人体生物电阻抗来计算体内脂肪、水分以及其他组织成分的比率。脂肪测量仪一般分为手握测量和用脚测量，手握测量可以测定包括皮下脂肪、内脏脂肪等全身脂肪。在肥胖者中，有从腹部往上脂肪堆积的上体肥胖（苹果型）和从腰向下脂肪堆积的下体肥胖（洋梨型）两种。该测量方法的测量值受一天内变化的影响小，携带方便且随时随地可以测量，不用脱去衣服或鞋轻松测量。

3）运动评估价值

运动治疗后体重可能发生变化，但是脂肪量、脂肪和肌肉比例的变化更能反映运动治疗的效果和潜能。见表 1.9.2。

表 1.9.2 不同人群体脂率情况

性别	偏瘦	标准	轻度肥胖	肥胖
男性	> 10%	10% ~ 20%	20% ~ 25%	> 25%
女性	> 20%	20% ~ 30%	30% ~ 35%	> 35%

1.9.8 Borg 评分（自感用力度）

1）定义

自感用力度是 Borg 根据运动者自我感觉疲劳程度来衡量相对运动强度的指标，是持续强度运动中体力水平可靠的指标。见表 1.9.3。

表 1.9.3 Borg 评分

分数 / 分	自我感觉疲劳程序
0	一点也不觉得呼吸困难或疲劳
0.5	非常非常轻微的呼吸困难或疲劳，几乎难以察觉
1	非常轻微的呼吸困难或疲劳
2	轻度的呼吸困难或疲劳
3	中度的呼吸困难或疲劳
4	略严重的呼吸困难或疲劳
5	严重的呼吸困难或疲劳
6 ~ 8	非常严重的呼吸困难或疲劳
9	非常非常严重的呼吸困难或疲劳
10	极度的呼吸困难或疲劳，达到极限

2）运动评估价值

可用来评定运动强度。在修订运动处方时，可用来调节运动强度。自感用力度分级运动反应与心肺代谢的指标密切相关，如吸氧量、心率、通气量、血乳酸等。

1.9.9　憋气指数测定（Horn 心肺储备指数）

1）定义

最大憋气时间和憋气末氧饱和度、心率、SaO_2 恢复初始值呼吸次数、最大憋气时间和氧饱和度是本课题组张红超（Horn）提出的心肺储备能力评估方法。受试患者在平静、稳定的环境下，首先连接心电监护设备，主动完全憋气，开始记录，直到极限状态，憋气到不能耐受的时间，达到最低 SaO_2，测定记录饱和度、心率及经历时间，然后，受试者大口深呼吸，测定饱和度恢复到初始值，经历的呼吸次数和时间。

2）运动评估价值

方法简单易行，能够快速得到受试者初始及心肺耐受度。

1.9.10　生物电阻抗技术

1）定义

生物电阻抗技术是一种利用生物组织与器官的电特性及其变化来提取人体生物医学信息的无损伤检测技术。

2）运动评估价值

生物电阻抗技术在人体成分的测量、血液及血流动力学研究领域中的应用，可作为运动人体科学研究的借鉴；电阻抗断层图像技术为无创、实时、动态地监测运动人体器官与组织的结构和功能提供了可行性。可采取的研究策略是建立运动人体的特征性参数与生物电阻抗之间稳定可靠的相关模型或回归方程，运用统计学规律进行推断性研究。

1.9.11　梯度氧吧

1）定义

按照不同的氧浓度，比如 30%、40%、50%，建立密闭的氧舱，大气压正常，维持其他正常温度、湿度，获得自由的活动空间，替代携带吸氧。

2）运动评估价值

不仅可以进行便利的有氧运动，而且可以判断受试者有氧运动的依赖程度。

1.9.12　6分钟步行试验

1）定义

6分钟步行试验（6MWT）主要用于评价中、重度心肺疾病患者对治疗干预的疗效，测量患者的功能状态，可作为临床试验的重点观察指标之一，也是患者生存率的预测指标之一。绝对禁忌证：近1个月内出现的不稳定型心绞痛或心肌梗死；相对禁忌证：静息率＞120/min，收缩压＞180mmHg和（或）舒张压＞100mmHg。试验场地准备：①室内封闭走廊（气候适宜可在户外），应少有人走动。②地面平直坚硬，路长应达50m，若无条件可用20m或30m。③折返处置锥形标记，起始的地板上有鲜艳的彩带，标记每圈的起始。

2）运动评估的价值

评估运动疗法对受试者的安全性，以及对初始运动量和强度的设定，此试验简单易行。可以判断心肺总体对运动的支持能力。数字心肺步行试验（digital cardiopulmonary walk，DCW）有效地弥补了传统6分钟步行试验的不足，更加智能、安全，监测指标全面、精确，具有很强的临床指导意义。它不受监测场地的影响，用现代手机终端取代了传统的计数器、计时器，配有语音提示系统，实时心电监测、运动数据采集，还能够分析运动类型、计算运动强度量化值，并识别心电异常状况。

1.9.13 睡眠时相监测

1）定义

睡眠时相监测是当今睡眠医学中的一项重要新技术，在世界睡眠研究界又被称为诊断睡眠障碍疾病的"金标准"，对于诊治各种睡眠障碍相关疾病、保障人们健康正发挥越来越重要的作用。由主机、显示器、放大器、采集盒、EEG/ECG/EOG/EMG 传感器、胸腹运动传感器、热敏气流传感器、血氧传感器、鼾声传感器、体位传感器、信号电缆、隔离电源组成。记录并分析睡眠时各种生理参数，对睡眠障碍、睡眠呼吸紊乱和睡眠呼吸暂停、低通气综合征疾病进行分析、诊断。可记录并分析 EEG、ECG、EOG、EMG、胸腹式呼吸运动、鼾声、脉搏、血氧饱和度、脉搏波、呼吸频率、体位等睡眠呼吸参数。通过对以上参数的记录与分析，对睡眠障碍、睡眠呼吸紊乱和睡眠呼吸暂停、低通气综合征疾病进行分析、诊断。

2）运动评估中的价值

该检查通过监测一整夜睡眠脑电、眼电、肌电，可以客观评价患者睡眠质量、进行睡眠时间、睡眠效率及分期的监测，排除睡眠认知错误观念，使患者正确认识自己的睡眠问题，对自己的睡眠质量有一个客观的评价和认识。运动和睡眠本身就是有很大的联系，人体在经过适量的运动后就会产生需要休息的信号，这时候人会放松自我，这对于睡眠有很大的帮助，可以评估接受运动治疗后睡眠时相的改变及夜间生命参数的变化。

1.9.14 体重指数（BMI）

1）定义

体质指数，又称体质量指数（body mass index，BMI），是用体重千克数除以身高米数平方得出的数值，是目前国际上常用的衡量人体胖瘦程度以及是否健康的一个标准。主要用于统计用途，当我们需要比较及分析不同体重及身高对人健康的影响时，BMI 值是一个中立而可靠的指标。不同身高对应的 BMI 指数见图 1.9.1。

体重(公斤) 身高(公分)	45.5	47.7	50	52.3	54.5	56.8	59.1	61.4	63.6	65.9	68.2	70.5	72.7	75	77.3	79.5	81.8	84.1	86.4	88.6	90.9	93.2	95.5	97.7
	过轻					健康				过重					肥胖					极度肥胖				
152.4	19	20	21	22	23	24	25	26	27	28	29	30	31	32	33	34	35	36	37	38	39	40	41	42
154.9	18	19	20	21	22	23	24	25	26	27	28	29	30	30	31	32	33	34	35	36	37	38	39	40
157.4	18	19	20	21	22	23	24	25	26	27	28	29	29	30	31	32	33	34	35	36	36	37	38	39
160	17	18	20	20	21	22	23	24	24	25	26	27	28	29	30	31	31	32	33	34	35	35	36	37
162.5	17	18	19	20	21	22	22	23	24	25	26	27	27	28	29	30	30	31	32	33	34	34	35	35
165.1	16	17	18	19	20	20	21	22	23	24	25	25	26	27	28	28	29	30	31	32	32	33	34	33
167.6	16	17	17	18	19	20	21	22	22	23	24	25	25	26	27	28	29	29	30	31	31	32	33	34
170.1	15	16	17	18	18	19	20	21	22	22	23	24	25	25	26	27	28	28	29	29	30	31	31	32
172.7	15	16	16	17	18	18	19	20	21	22	23	24	24	25	25	26	27	28	28	29	30	30	31	32
175.2	14	15	16	17	17	18	19	20	21	21	22	23	24	25	25	26	27	27	28	29	29	30	30	
177.8	14	15	15	16	17	18	18	19	20	21	22	22	23	24	25	25	26	27	27	28	29	29	30	
180.3	14	14	15	16	16	17	18	18	19	20	21	22	22	23	24	25	25	26	27	28	28	29		
182.8	13	14	14	15	16	16	17	18	19	19	20	21	22	22	23	24	24	25	26	27	28	28		
185.4	13	13	14	15	15	16	17	17	18	19	19	20	21	22	22	23	24	24	25	26	26	27	27	
187.9	13	13	14	14	15	16	16	17	18	18	19	20	20	21	22	22	23	24	24	25	26			
190.5	13	13	13	14	15	15	16	17	17	18	19	19	20	21	21	22	23	23	24	25	25	26		
193	12	12	13	14	14	15	15	16	17	17	18	19	19	20	21	21	22	22	23	24	25	25	26	

图 1.9.1　身高与 BMI 指数

2）运动评估中的价值

体重指数可以评估体重，虽然不是衡量体内脂肪含量最准确的方法，但它是最简单易行的方法。根据所测量的类型，采用不同的方法计算 BMI。

成人的 BMI 数值：< 18.5 为过轻，18.5 ~ 23.9 为正常，24 ~ 27 为过重，28 ~ 32 为肥胖，> 32 为非常肥胖。

计算 BMI 之前考虑其他选择。体重指数在 25 以下的人被认为是健康的体重，然而如果肌肉百分比高于正常，BMI 可能会更高。在这种情况下，体重指数高于 25 并不一定意味着超重。如果是肌肉发达，考虑用皮肤测试来确定是否有过多的脂肪，当然还有水下称重，双能 X 线吸收法和阻抗等一些用于确定身体的脂肪含量的方法。主要用于统计用途，当需要比较及分析体重对于不同身高的人所带来的健康影响时，BMI 值是一个中立而可靠的指标。但 BMI 也有不全面的地方，一是适合群体为普通大众，对某些项目的运动员或健身爱好者来说不适用，因为经常健身的人群，肌肉量较普通人来说较大，BMI 会偏高。二是不能反映具体的身体健康情况。根据世界卫生组织的标准，亚洲人的 BMI 若高于 22.9 便属于过重。亚洲人和欧美人属于不同人种，世界卫生组织的标准不是非常适合中国人的情况，中国参考标准：最理想的体重指数是 22。

1.9.15 动态血压监测

1）定义

动态血压监测是一种连续 24h 监测血压而不影响患者日常活动的技术，可获得 24h 内多次血压数值。一般 15 ~ 30min 测定 1 次，取 24h 血压平均值，包括 24h 平均收缩压、平均舒张压、平均脉压、基础血压。该监测可获知诸多的血压数据，实际反映血压在全天内的变化规律，是目前采用 24h 动态血压诊断高血压的主要依据。24h 动态血压监测的作用：①早期高血压的诊断；②协助鉴别原发性、继发性和复杂性高血压；③指导合理用药，更好地预防心脑血管并发症的发生，预测高血压的并发症和死亡的发生与发展。

2）运动评估价值

①该监测去除了偶测血压监测的偶然性，避免了情绪、运动、进食、吸烟、饮酒等因素的影响，能较客观真实地反映血压情况。②该监测可获知更多的血压数据，能实际反映血压在全天内的变化规律。③对早期无症状的轻度高血压或临界高血压患者，该监测能提高检出率，使患者得到及时治疗。④该监测可指导药物治疗。在许多情况下可用于测定药物治疗效果，帮助选择药物，调整剂量与给药时间。由此可见，动态血压监测既可以用于运动疗法前患者状态评估，也可以用于运动过程中血压监测，还可以观察治疗后血压变化规律。

1.9.16　心电图运动试验

1）定义

心电图运动试验是心电图负荷试验中最常见的一种，又称运动负荷试验，它是目前诊断冠心病最常用的一种辅助手段。

2）检测指标

心电学指标：①ST 段下移最大值；②ST 段偏移的方式（下斜型、上斜型、水平型）；③ST 段抬高最大值；④出现 ST 段改变的导联数；⑤ST 段改变恢复至运动前水平的时间；⑥ST/HR 指数；⑦运动诱发的室性心律失常；⑧ST 段出现异常改变的起始时间。

血流动力学指标：①最大心率（HR_{max}）；②最高收缩压（SBP_{max}）；③最大 "$HR \times SBP$" 乘积；④运动总时间；⑤运动后低血压；⑥心排血量降低。

应用价值：①协助确诊冠心病，并对无症状者筛选有无隐性冠心病。②估计冠状动脉狭窄的严重程度，筛选高危患者以便进行手术治疗。③测定冠心病患者心脏功能和运动耐量，以便客观地安排患者的活动范围和劳动强度，为康复锻炼提供可靠的依据。④观察冠心病患者治疗（药物或手术）的效果。

目前国内外常用的是以达到按年龄预计可达到的最大心率（HR_{max}）或亚极量心率（85% 的最大心率）为负荷目标，前者称为极量运动试验，后者称为亚极量运动试验。运动中持续监测心电改变，运动前、运动中每当运动负荷量增加一次均记录心电图，运动终止后即刻及此后每 2min 均应重复心电图记录，直至心率恢复至运动前水平。进行心电图记录时应同步测定血压。

1.9.17 步频／步幅、速度、爬行高度

1）计算公式

运动速度 = 步频 × 步幅。

步幅和身高的公式：人的赤脚长约是身高的 1/7，单步长在 166cm 以上的一般为高等身高，身高 = 单步长 +1/3 足迹长，单步长在 148 ~ 166cm 的一般为中等身高，身高 = 单步长 +1/2 足迹长，单步长在 140cm 以下的一般为低等身高，身高 = 单步长 +2/3 足迹长。

2）步频

提高快走速度，即提高步频，这也是竞走运动员速度快的秘诀，看他们的竞走就知道，他们的步幅不比平常人大，但步频快得惊人。之所以普通人锻炼采用快走，是因为跑步对膝盖的冲击力太大，所谓"跑步千好，唯伤膝盖"。因此，快走采用平常的步幅，加快步频，即可加快快走速度。因为是运动健身，不是竞技，所以，每分钟 120 步即可认定为快走。

3）爬行高度

同等运动速度和距离下，增大高度会大大增加强度，也是最简单易行的增加运动时间负荷或者冲击力的方法。

1.9.18 基础心率、基础血压、基础心电、基础体温、基础代谢率

受试对象的基础生理指标因人而异，并且同一个体在不同年龄、不同病理过程阶段也有所不同，所以一定在施行运动治疗前，进行精确地测量和多次校准。

对于有心脏病史的治疗对象，初始心电图一定要有，可以精确了解运动前后变化情况，具有非常重要的意义。

（张红超　陈　霞）

第 2 章　运动与心血管生理关系的新认识

2.1　运动过程中的生理学变化

人体的运动能力可以体现在肌肉力量、运动速度、耐力、灵敏、柔韧等多个方面,人们若想通过科学的体育锻炼提高自身的生理机能,就必须了解影响人体运动能力的生理基础,以及发展运动能力的方法。

从人体的特点来看,人是一个矛盾的统一体。比如,物质的同化与异化,神经的兴奋与抑制,肌肉的收缩与舒展,血液的阻力与推力,呼气与吸气,体热的产生与散发,细胞的增生与死亡等,都表现出人体对立与统一的法则。在运动锻炼过程中,人体的生理平衡受到暂时性失衡,过渡到新的平衡状态需要一个重建的过程,在这个过程中可能出现某些生理反应。这种反应,称之为"运动生理反应"。有的过程会慢慢消失,而有些反应可能超越机体的适应能力,需要给予调整或者处理。

2.1.1　对新陈代谢的影响

(1)运动能促进体内组织细胞对葡萄糖的摄取和利用能力,增加肝糖原和肌糖原储存,运动还能改善机体对糖代谢的调节能力。如在长期体育锻炼的影响下,胰高血糖素分泌的表现就是对运动的适应,即在同样强度的运动情况下,胰高血糖素分泌量减少,其意义是推迟肝糖原的排空,延长人体持续运动的时间。

（2）脂肪是在人体中含量较多的能量物质，它在体内氧化分解时放出能量，约为同等量的葡萄糖或蛋白质的两倍，长期坚持体育锻炼能提高机体对脂肪的动用能力，为人体从事各项活动提供更多的能量来源。

2.1.2　对运动系统的影响

坚持体育运动，对骨骼、肌肉、关节和韧带都会产生良好的影响，经常运动可使肌肉保持正常的张力，并通过肌肉活动给骨组织以刺激，促进骨骼中钙的储存，预防骨质疏松，同时使关节保持较好的灵活性，韧带保持较佳的弹性，锻炼可以增强运动系统的准确性和协调性，保持手脚的灵便，使人可以轻松自如，有条不紊地完成各种复杂的动作。

2.1.3　对心血管系统的影响

适当的运动是心脏健康的必由之路，有规律的运动锻炼，可以调节安静时和锻炼时的心率，这就大大减少了心脏的工作时间，增强了心脏功能，保持了冠状动脉血流畅通，更好地供给心肌所需要的营养，可降低患心脏病的风险。

（1）经常参加体育运动可使心肌细胞内的蛋白质合成增加，心肌纤维增粗，心肌收缩力量增强，心脏在每次收缩时将更多的血液射入血管，增加心脏的每搏输出量，长时间的体育锻炼可使心室容量增大。

（2）运动可以增加血管壁的弹性，这对健康的远期效果来说是十分有益的，随着年龄的增加，血管壁的弹性逐渐下降，可诱发高血压等退行性疾病，通过体育锻炼，可增加血管壁的弹性，预防或缓解退行性高血压症状。

（3）运动可以促使大量毛细血管开放，因此加快血液与组织液的交换，加快新陈代谢的水平，增强机体能量物质的供应和代谢物质的排出能力。

（4）运动可以显著降低血脂含量，改变血脂质量，有效地防治冠心病、高血压和动脉粥样硬化等疾病。

（5）运动可以使安静时脉搏徐缓和血压降低。

2.1.4　对呼吸系统的影响

（1）经常参加运动，特别是做一些伸展扩胸运动，可以使呼吸肌力量加强，胸廓扩大，有利于肺组织的生长发育和肺的扩张，使肺活量增加，大量实验表明，经常参加体育锻炼的人，肺活量值高于一般人。

（2）体育运动由于加强了呼吸力量，可使呼吸深度增加，有效增加肺的通气效率，研究表明，一般人在运动时肺通气量能增至60L/min 左右，有体育运动习惯的人在运动时肺通气量可达 100L/min以上。

（3）一般人在进行体育活动时只能利用其氧气最大摄入值的60% 左右，而经过体育运动后可以使这种能力大大提高。体育活动时，氧气的需要量增加，仍能满足机体的需要，而不会导致机体缺氧。其生理基础如下：①随着运动强度的增加，肺泡形态经历从正常到肺泡腔扩大再到肺泡壁破裂最后失去完整性的这一变化趋势。这种变化使肺组织失去了气体交换的屏障作用。②随着运动强度的增加，呼吸膜厚度从正常到增厚，再到变薄，最后直到破裂。这种变化使呼吸膜失去呼吸作用。③随着运动强度的增加，肺泡孔出现增多、扩张和加大的现象。这表明当呼吸道出现炎症和呼吸膜水肿增厚影响肺泡通气时，为了使肺泡间气体能得到交换，肺泡孔才会出现这种变化。④随着运动强度的增加，肺泡腔内红细胞和巨噬细胞出现增多现象。

2.1.5 对消化系统的影响

体育运动加速机体能量消耗，能量物质的最终来源是通过摄取食物获得。因此，运动后会促进消化系统的功能变化，饭量增多，消化功能增强。适宜的体育运动对促进消化系统的发展有良好的影响。反之，会带来不良影响。其生理基础如下。

（1）经常从事运动，可增加人体能量物质的消耗。反射性地提高了胃肠道的消化和吸收功能。

（2）运动时由于膈肌的大幅度升降活动，对胃肠起按摩作用，也能增强胃的消化功能。

（3）因运动时间安排不当，会影响胃肠的消化和吸收功能。如饭后激烈运动，由于血液重新分配，对消化腺的分泌活动和胃肠的蠕动产生影响，从而影响到胃肠的消化和吸收。

（4）如运动负荷过大或运动时间过长，出现过度疲劳，则有可能影响肝的正常功能。经过一段时间的训练会逐渐恢复正常，且运动时间短，运动量小，恢复所需时间较短；反之，运动时间长，运动量大，则恢复所需时间较长。

2.1.6 对中枢神经系统的影响

体育运动能改善神经系统的调节功能，提高神经系统对变化的判断能力，并及时做出协调、准确和迅速的反映。研究指出，经常参加体育锻炼，能明显提高脑神经细胞的工作能力。反之，若体育活动缺乏，大脑皮层的调节能力降低，造成平衡失调，甚至引起某些疾病。

2.1.7　对泌尿系统的影响

运动对泌尿系统的影响较为明显，主要表现在对肾脏的影响。

（1）短时间大强度的一次性运动后，可使肾小管上皮顶浆小泡增多，从而提高了肾小管对低分子蛋白质的重吸收功能。

（2）长时间大强度的一次性运动后，肾小球毛细血管出现扩张和　　，内皮细胞吞饮小泡增多呈蜂窝状，内皮小孔间距和孔径大小不等，　膜总厚度减少，足细胞的突起增多，从而导致肾小体滤过膜的通透性　　在原尿中出现尿蛋白。

（3）长时　　强度的一次性运动后，肾小管上皮细胞的部分线粒体变得凝聚、肿胀　　泡化，部分内质网扩张，次级溶酶体增多。从而降低了肾小管重吸收功　。

（4）研究表明，不同时间大强度的运动对肾脏可造成一种与运动时间有关的可逆性病理变化，是肾功能增强的一种暂时的适应性反应。然而大强度运动对肾脏的不同程度的影响，在短期内不可能完全恢复。

附：运动中应注意的问题

（1）运动负荷量。在进行力量练习时，应根据自己的实际情况选择合适的负荷，但无论选用什么样的负荷，都要遵循由小至大的原则，切勿突然增加运动负荷造成运动损伤。

（2）动作速度。只要进行动力性肌肉力量练习，就存在动作速度问题，负荷和速度之间有着密切关系，负荷越大，速度就越小。对于青少年来说，爆发力是非常重要的，在力量练习时，选择适宜的负荷，尽量加快动作速度，对提高肌肉的爆发力十分有益。

（3）练习次数。对于一般体育锻炼者来说，没有必要每天都进行力量训练，即使是为了专门发展肌肉力量，隔天练习也足以取得理想效果。如果每天都进行力量练习，不仅提高肌肉力量的效果不明显，而且还会造成整体机能的不协调发展。

（4）已经获得的肌肉力量，如果停止练习，也会逐渐消失，肌肉力量消失的速度相当于获得肌肉力量速度的1/3。也就是说，力量获得的快，消退的也快，所以体育锻炼切勿忽练忽停。如果为了保持已经获得的肌肉力量，力量练习的间隔时间可更长一些，可以将体育活动时间用于发展其他方面的运动能力，每周进行一次力量训练，可保持已获得的力量水平。

（张红超）

2.2 经常性体能运动对心血管疾病及退化性膝关节炎的影响

从香港市民健身网站告知大众的公共信息，可以看出以下几个内容：①心血管疾病的康复与运动的关系非常密切，对这些人群的远期生存有重大意义；②心血管疾病人群的运动需要一定的科学方法；③经常性运动是心血管疾病人群恢复社会生活后的活动，健康指导非常重要，可想而知，心血管疾病早期的运动指导有多么重要；④心血管疾病运动必须以医护的指导为基础，建立运动疗法的体系非常重要。运动对心血管疾病的益处：

（1）减少冠心病发作的次数。

（2）增加心肌梗死患者康复后的存活率。

（3）改善心脏衰竭患者的活动能力、生活质量和病情控制。

（4）降低糖尿病、胆固醇偏高和卒中的风险。

（5）延长寿命，保持体重适中，减少抑郁情绪，使骨骼、肌肉和心血管协调工作。

2.2.1 心脏病与运动

1）你应该做多少运动

所有心脏病患者应在开展运动计划前征询医生的意见，看看是否适合增加现时的运动量，并掌握一套适合自己的运动计划。适当的运动计划应涵盖：运动类别、次数、剧烈程度和持续的时间等内容。医生建议的运动量会针对患者的个别临床状况，如心肺功能、肌肉发达程度和心血管疾病的风险因素等，做出相应调整。

2）心脏疾病患者运动须知

如果你已经很久没有做运动，应该循序渐进，先做比较轻松的运动。在数个星期，甚至数个月之后，才开始增加运动量。确保有足够的运动前热身时段和运动后缓和时段，这可以降低运动期间或运动后冠心病发作的概率。

（1）运动时须特别留意心脏病的症状，如心悸、心前区和胸部不适等。这些症状一旦出现应立即停止运动并尽快就医。

（2）运动后的 15min 内不应泡澡或淋热水浴，以防过度增加心脏压力。

（3）身体不适时（例如发热或感冒）不应做运动。

（4）确保运动期间补充足够水分，并且在潮湿或炎热的天气条件下应适当地调整运动量。

（5）不稳定型心绞痛患者不宜进行任何经常性的体能活动，直至病情得到控制并在医护人员指导下进行。

（6）安装了心脏起搏器的患者应避免进行涉及身体碰撞的运动（如打篮球和橄榄球等），以免破坏心脏起搏器。

2.2.2 经常性体能活动对控制体重有奇妙功效

相信你听说过经常做体能活动可以带来多种好处。下面都是做运动带来的好处，其中有多少是你想得到的呢：保持体重适中，健美的身型／体态，对自己更满意，使肌肉和骨骼更强健，精神饱满，做事更有魄力，有更多时间与朋友相聚，或认识新朋友。

单单做运动未必能令你的体重恢复正常，但从长远来说，经常运动确实可以舒缓压力，预防高血压、糖尿病和心脏病等。因此，即使体重不能完全因运动而降至正常水平，但使您患上冠心病或卒中等并发症的机会大大减低——每一刻的运动都会对您有所帮助，除经常运动外，有效而健康地控制体重、调节饮食，也是必要的。

1）你应做多少运动

一般而言，肥胖人士可参考世界卫生组织对成年人体能活动的建议，即每周最少有2天（非连续的）进行肌肉强化活动和累积150min（2.5h）的中等强度有氧运动。多年来的研究显示，体能活动对健康有莫大裨益。可是，若要以运动作为减肥的方法，肥胖人士或需更大的运动量（例如每周做至少225min的中等强度的有氧运动）达到目的。个别超重或肥胖的人士可能同时有某些风险因素，例如高血压、糖尿病或冠心病，不适合完全按上述的建议进行体能活动。因此，肥胖人士应在开展新的运动计划前，咨询家庭医生或专业人士的意见，弄清建议所指明的运动类别、次数和持续时间，并有针对性地做适当调整。

2）肥胖人士运动须知

如果你已经很久没有做运动，应遵循循序渐进的原则，先做较为轻的运动，数周甚至数个月之后，开始增加运动量。个别肥胖人士（特别是体重指数超过35的人士）可能觉得做负重的有氧运动很困难，故在计划的初期可用非负重的活动代替，例如骑单车、游泳或水中运动等。部分肥胖人士可能因关节、肌肉或骨骼的问题，无法做一些动作，在选择运动种类时要量力而行。不少肥胖人士可能患有隐性的心脏病，运动时要特别留意心脏病发前的病征，如心悸、气短和胸部不适等。

2.2.3　经常性体能活动有助于控制糖尿病

可降低糖化血红蛋白（HbAlc）水平。降低患心脏病、高胆固醇和卒中的概率，令你更长寿，保持体重适中，减少抑郁情绪，使肌肉和骨骼更强健。

运动虽然降低了平均血糖值，但并未能使血糖恢复正常，长远来说，经常性运动确实可以通过控制体重、舒缓压力、预防高血压和心脏病等途径来促进健康。即使血糖值不能完全因运动而降至正常水平，但患上冠心病或卒中等并发症的机会仍能大大降低。因此，每一刻的运动都对你有帮助。倘若你正服用降糖药物，运动会减少药物剂量。

1）你应做多少运动

参考世界卫生组织对成年人体能活动的建议，即每周最少有 2 天（非连续的）进行肌肉强化活动和累积 150min（2.5h）的中等强度有氧运动。多年来的研究显示，体能活动对健康有莫大裨益。某些糖尿病患者，存在一些风险因素应在开展运动计划前咨询家庭医生的意见，选择合适的运动类别、次数和持续的时间，并做针对性的调整。

2）糖尿病患者运动须知

如果你已经很久没有做运动，应遵循循序渐进的原则，先做较为轻松的运动，数周甚至数个月之后，开始增加运动量。运动前后应自我监测血糖并记录，了解各种运动对血糖的不同影响。约亲友一起运动，若出现不适时会有人照应。切勿单独进行游泳、爬山或划艇等户外活动。谨防运动时低血糖（血糖过低的征兆包括冒冷汗、发抖、手颤和饥饿），有此情况的需在运动前补充碳水化合物（如含糖饮料或食物）。患有严重视网膜并发症的糖尿病患者不能进行剧烈运动或肌肉锻炼，会引发视网膜脱落或出血。糖尿病患者应特别注重足部护理，运动时穿有减震功能的运动鞋，负重运动（如跑步）有可能引起下肢损伤，若足部已有损伤或者溃疡，应避免进行此类运动。不少糖尿病患者还可能患有隐性的心脏病，运动时需特别留意心脏病病发前的病征，如心悸、气短和胸部不适等。

2.2.4 经常性体能活动有助于控制高血压

收缩压可减少约 7mmHg，舒张压可减少约 5mmHg。降低患心脏病、胆固醇偏高和卒中的概率，令你更长寿，保持体重适中，减少抑郁情绪，使肌肉和骨骼更强健。

长远来说，经常性运动确实可以通过控制体重、舒缓压力、预防高血压和心脏病等途径来促进健康。即使血压值不能完全因运动而降至正常水平，但患冠心病或卒中等并发症的机会仍能大大降低。因此，每一刻的运动都对你有帮助。运动亦有助于减少高血压药物的剂量。

1）你应做多少运动

参考世界卫生组织对成年人体能活动的建议，即每周最少有 2 天（非连续的）进行肌肉强化活动和累积 150min（2.5h）的中等强度有氧运动。多年来的研究显示，体能活动对健康有莫大裨益。高血压患者应在开展运动计划前咨询家庭医生的意见，选择合适的运动类别、次数和持续的时间，并做针对性的调整。

2）高血压患者运动须知

如果你已经很久没有做运动，应遵循循序渐进的原则，先做较为轻松的运动，数周甚至数个月之后，开始增加运动量。等长收缩类的肌肉强化运动可引发血压上升，故应避免。若高血压未有效控制，不应进行过度剧烈的运动。部分降压药物可能会影响身体的体温调节功能和血糖调节机制，增加运动时会出现中暑和血糖过低的风险，常规服药的高血压患者不宜在饥饿或缺水时进行体能活动，并特别留意运动时是否出现中暑或低血糖征兆（中暑的征兆包括：大汗、口渴、气短和疲倦；低血糖的征兆包括冒冷汗、发抖、手颤和饥饿）。部分降压药可能会影响血管收缩的功能，运动后易出现血压过低的现象，患者需增加运动后的休息时间。不少高血压患者有隐性的心脏病，故运动时需特别留意心脏病病发前的病征，如心悸、气短和胸部不适等。等长收缩运动（isometric exercise），亦称为静力收缩运动，即在一段时间内肌肉群处于持续收缩状态，但因收缩了的肌肉长度维持不变，所以肢体保持着固定的姿势，关节不会因肌肉收缩而移动。这种肌肉收缩活动称为等长运动，例如全身用力推墙并维持数秒。

2.2.5 经常性体能活动有助于治疗退化性膝关节炎

减轻关节疼痛，减少使用止痛药物，舒缓关节僵硬，保持或恢复关节的活动能力，使肌肉和骨骼更强健，延缓关节退化，保持体重适中，减少抑郁情绪。

关节退化与运动两者其实不冲突。

不少退化性膝关节炎患者误以为关节劳损是引发关节炎的主因，而避免活动该关节。其实膝关节退化与腿部肌肉萎缩有着密切的关系，缺乏运动只会令肌肉变得更弱小，加速关节退化。运动是治疗退化性膝关节炎不可或缺的一环。医学研究证明，经常运动有助舒缓关节疼痛、减少患者服用止痛药量和增强关节活动能力。其实，大部分的退化性膝关节炎患者，都可以在没有任何痛苦的情况下骑单车、游泳和做肌肉锻炼。一般来说，一些对关节造成较低压力的运动（例如游泳和骑单车）是优先建议的。

1）你应做多少运动

一般而言，退化性膝关节炎患者也可参考世界卫生组织对成年人的体能活动建议，即每周至少有 2 天（非连续的）进行肌肉强化活动和累积 150min（2.5h）的中等强度有氧运动。体能活动种类方面，一般来说，伸展运动和平衡锻炼对退化性膝关节炎患者的病情特别有帮助。个别退化性膝关节炎患者，因病情较严重未完全按上述的建议进行体能活动。因此，退化性膝关节炎患者应在开展运动计划前咨询家庭医生或专业人士的意见。

2）退化性膝关节炎运动须知

若很久没有做运动，应循序渐进，先做较为轻松的运动。在数周或数月之后，开始增加运动量。对于很久没有做运动的患者，运动后出现短暂的关节不适是正常现象，若不适情况持续大于 2h，则要缩短下次运动的时间或降低运动的剧烈程度。在做运动前后须分别有充足的热身运动和缓冲阶段，这有助于减少关节痛的出现。如因关节痛而感到难以进行运动，经医生或专业人士评估后，可在做运动初期服用适量的止痛药。有严重疼痛或肥胖的人可尝试进行水中运动，以减轻对关节所产生的压力。当关节处于急性炎症期时，应避免进行任何剧烈运动。避免选择对关节造成过度压力的运动，步行、骑单车和游泳是优先建议的运动，必须穿着减震功能好而又舒适的运动鞋。

（摘编于《香港居民健康建议》）

2.3　运动对人体的激发力

理论上，无论什么运动，只要合理，对健康肯定是有益的。但是，运动疗法与大众体育运动的概念是有区别的。作为治疗方法的运动，并非完全自由随性，需要与机体状态匹配、与治疗预期目的相结合，必须考虑运动量与结果的关系，是质控下的运动。同样运动形式下同样运动量，对不同个体产生的激发反应、机体的兴奋性是不同的，在运动疗程的不同阶段，反应同样不同（如图 2.3.1）。也就是说同样运动负荷引起机体产生的激发力是不同的。所以，在制定运动治疗方案时一定要考虑这些因素。

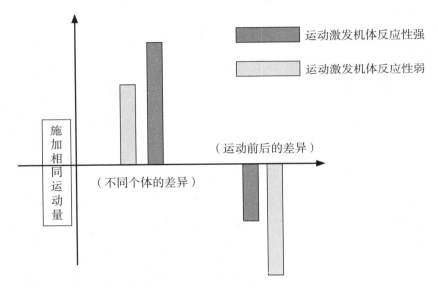

图 2.3.1　不同个体对运动激发的反应

2.3.1　运动对机体的激发力是什么表现

刺激机体反应（stimulus organism response）是指人类有机体在内外刺激作用下产生的一系列心理生理反应。包括自主神经系统、内分泌系统、骨骼肌肉系统以及脑电等各种生理活动的改变以及因这种改变而造成的影响。当机体得到意向或者指令进行一定负荷的运动后，机体会发生精神紧张、心率加快、呼吸急促、出汗、肌肉酸痛等反应。随着负荷加重，这些反应会越来越明显，甚至不能坚持。

2.3.2 机体对运动刺激的兴奋性是什么

兴奋是生理学概念，机体代谢、功能从相对静止状态转变为活动状态，或是从弱的活动状态转变为强的活动状态，称之为兴奋。兴奋的表现常见全身跃跃欲试，处于随时战斗的状态，如全身的器官活跃、敏感，眼见细小，耳听细微，脑转急速，情绪高昂，躯体敏捷等，这是神经内分泌协同作用的结果。健康的机体对于运动的信息、运动的启动，会迅速做出反应，尤其是神经灵敏度、呼吸换气、血液循环、激素释放和骨骼肌张力，这就是机体对运动刺激的兴奋性。反之，体弱或者没有运动基础的受试者，兴奋反应就比较迟钝。

2.3.3 机体对运动的耐受性如何产生

新的运动模式、新增加的运动量，对机体的激发力会更加明显。也非常容易达到我们治疗目的预期的机体反应状态。但是，随着治疗或者训练的进行，这个反应性会降低，同样的负荷量，并不能达到同样的预期反应。日常我们常常见到人们刚开始锻炼时，走一万步就气喘吁吁，慢慢地身体就没有明显的反应。这是因为机体运动能力增强，其生理基础是心肺功能改善，骨骼肌氧代谢能力增强，乳酸生成减少、排出增加。也就是运动耐受性增加，如图 2.3.2。这种情况不适于代谢病、紧张型高血压、精神心理问题，需要巧妙地根据个体情况进行动态设计。

2.3.4 如何保持运动对机体的激发力

机体对运动的反应性由两方面因素决定，一方面，机体对运动的神经心理反应性；另一方面，运动系统的移动能力、协调能力、受试者对运动的熟悉程度、耐受程度。前者又取决于神经系统的灵敏度和

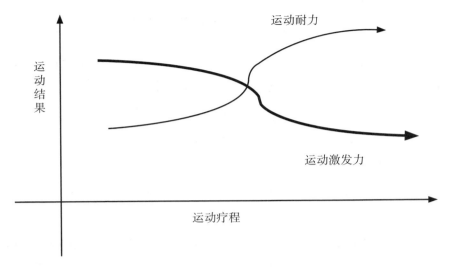

图 2.3.2　机体对运动的耐受性

受试者对运动的兴趣。由此可见，提高运动对机体的激发力，要从以下几个方面入手：①提高受试者身体基本素质，合理营养，先从基本轻量活动积累；②提升受试者对运动的灵敏度，介绍运动常识，熟悉运动场地及相关人员；③运动方式改变，长期一种运动模式容易产生机体耐受，更换运动方式，比如跑步换为骑车；或者先做俯卧撑若干次，心率加快后继续快走维持心率；④运动负荷增加，如增加运动距离或者负重运动；⑤运动速度（单位时间负荷量）增加，快走变为慢跑。

2.3.5　哪些心血管疾病需要运动激发力治疗

首先需要运动激发力的受试者的心功能要基本正常，没有严重的心肌缺血、心肌病，没有心脏室壁瘤、动脉瘤、动脉夹层、活动期下肢深静脉血栓、糖尿病足。适于肥胖、代谢异常、高血压、轻中度冠心病及冠心病康复期、精神心理异常、心血管功能紊乱、下肢动脉狭窄、动脉炎。

2.3.6 运用运动激发力不当容易产生哪些异常反应

运用运动激发力实际上就是刺激机体神经内分泌及骨骼肌系统产生兴奋，从而导致循环系统运转加快、代谢增强，但是运用不当，或者受试对象选择不合理容易产生异常反应。

（1）运动性晕厥：在运动过程中，脑部突然血液供给不足，并达到一定程度时，发生一时性知觉丧失现象，称之为"运动性昏厥"。

对策：平时应经常参加体育锻炼，以增强体质。运动时要控制运动负荷，循序渐进，防止过度疲劳。

（2）运动性哮喘：运动性哮喘指气道高反应者在剧烈运动后导致急性气道狭窄和气道阻力增高的病理现象。多于运动停止后5～15min出现咳嗽、胸闷、气短和喘息等症状，同时伴有肺功能相关参数下降，30～60min内可自行缓解。

对策：①运动前使用预防药物。通常于运动前几分钟开始吸入短效 β_2 受体激动剂，如沙丁胺醇气雾剂、特布他林气雾剂。②运动前做热身运动。运动前的热身和准备活动可减轻运动性哮喘的发作。③避免吸入干冷空气。室外运动时戴口罩，有助于预防运动性哮喘的发作。④运动性哮喘发作时，应立即停止运动，并吸入 β_2 受体激动剂。

（3）运动性心律失常：运动性心律失常是指机体在剧烈运动中或运动后发生的心律失常。从广义上讲，还包括应激状态下、体力劳动时发生的心律失常。轻者仅有心悸、头晕等不适，大多由房性期前收缩、室性早搏、短阵房性心动过速或短阵室性心动过速引起，严重者可能发生致命性快速性室性心律失常而引发心绞痛、急性心肌梗死、充血性心力衰竭，甚至发生晕厥、猝死。

对策：①做好运动疗法前的评估；②对运动疗法早期或者运动方案改变早期进行监控；③准备必要的药物如胺碘酮、普罗帕酮、酒石酸美托洛尔等。

（4）运动性肌肉痉挛：由于肌肉突然猛力收缩或用力不均匀，或因受到过冷水温（或气温）的刺激，或收缩与放松不协调等都会引起肌肉痉挛。

对策：在运动前对容易发生痉挛的部位充分做好准备活动，并适当按摩、拉伸。

（5）运动性胃肠痉挛：由于准备活动不充分或者在长跑和其他激烈运动时，膈肌运动异常，血液瘀积在肝脾两区，引起两肋间肌肉疼痛，或者在运动前饮食过多，或者过度紧张引起胃肠痉挛等，都会引起腹痛。

对策：做好准备活动，运动负荷要循序渐进，并注意呼吸自然，切忌闭气。如已产生腹痛，可适当减慢速度，加深呼吸，揉按疼痛部位或弯腰跑一段距离，即可缓解疼痛；腹痛严重者，应停止运动。

运动疗法的核心是激发运动对心血管系统直接和间接影响，达到治疗、康复、预防、延缓病程的作用。但要做到精准运用，需建立科学的评估、监测、预警体系，才能安全有效。

（张红超）

2.4　运动与精神心理放松
——不是所有的运动都可以让人放松

理想的运动目标是：要达到身心的充分放松，坚决反对把运动变为劳动。因此，我们大力宣传运动激发力和精神转移性运动。这对于一些已经有心血管疾病（如晨起高血压）和精神心理压力引起的亚健康人群有非常重要的意义。

首先我们举 4 个笔者临床工作中的真实案例。

案例 A：一名 60 多岁的女性，一生操劳，在家庭中倍受尊重，并很有权威。因胸闷、气短、心慌、失眠以及濒死感，急诊就诊，地方医院发现有冠心病。但是造影结果提示病变并不是非常严重，只是病变位置不适宜放支架。于是，在北京进行心脏冠状动脉搭桥术，手术非常顺利。但是术后康复期再次出现心慌气短，由于担心桥血管堵塞，复查冠状动脉 CT，4 根桥血管，完全通畅，超声复查心功能也正常，临床上无解了。无论用哪种方案，使用的前 2 天有效，然后很快就无效。这些现象让我们进一步研究她的心理状况，发现她术前一些行为表现就是典型的焦虑症。我们给她用抗焦虑药物，发现效果明显，返回家乡。但是好景不久，来电话再次说不适，多次呼叫"120"，也都没有发现大问题。多种抗焦虑效果也不明显，1 年后，再次来京。无奈再次复查 CT，桥血管依然完好通畅。

抗焦虑药已经很大剂量了，怎么办？分析老太太的性格发现，她虽然没有受过什么教育，但是情商高、心志强，非常能操心。于是，我们做工作让老太太学习写字，从小学生的临摹字帖开始。我们坚持每天检查，督促其完成，效果非常明显，然后鼓励她走出病房独立活动，效果非常好。目前已经有 2 年没来住院，偶尔电话咨询，也可很快解决问题。

案例 B：这个案例是一名中年妇女，由于瓣膜病在南京施行了人工二尖瓣替换，与案例 A 相似的是：术后 1 年仍有气短、心慌、失眠、烦躁，由于药物无效前来就医。经过全面评估，手术和心功能没有问题，追问病史，同样术前有焦虑、易生气、失眠等表现，提示患者的症状不完全是心脏引起的。与案例 A 不同的是，B 是知识女性，年轻时爱读书。我们建议她重新开始读书，并且要求写读后感促进她深入读书，鼓励她晚上睡不着的时候，就坐起来读书。半年之后，她来电话说自己好了，同时也给我们展示了她读过的一书架的书。

　　案例 C：这是一名非常成功的企业家，四十出头，毕业于北京某著名高校，情商，智商很高。会诊的主要原因是脑血管有点问题、精神压力大。阅读所有影像图片，不能断定血管异常是先天还是后天病变，补充检查没有看到太多心血管高风险因素，生活中也没有过度烟酒嗜好，平常坚持健身，全身肌肉发达。交谈中一句话提醒了笔者，他说每天可以步行 10 千米左右，同时提到，走路不影响思考问题。笔者推断问题的核心是潜在的精神压力，一般意义上都会认为运动可以减轻精神压力，实际上，对于体能基础已经非常好，选择运动项目非常熟悉的人来讲，"例行"运动近似于劳动，仅仅起到消耗热量、强健肌肉的目的，不能实现真正意义上的放松。笔者建议他进行球类运动，运动同时把自己的注意力完全转移，效果会非常明显。

　　案例 D：这是一位事业心极强、非常敬业的官员，博士后，兼职教授，某电视剧的人物原型，青壮年男性。初诊时血压210/110mmHg，高血压病史已久，长期服用钙拮抗剂，已出现并发症。因过度投身工作，没有认真关注自己的身体。更麻烦的是心率非常慢，降心率的药不能用，对血管紧张素转化酶抑制剂（ACEI）类药物几乎没反应，用硝酸酯类药物出现头痛，仅剩的 2 种药物，也有一定的不良反应，更不可思议的是他高中阶段还有运动员的底子。但是，也发现有可喜的两点，第一，他认知能力非常强，经过共同学习高血压药物知识，接受了我们综合用药的方案，改变了生活习惯，坚持每天测量 4 次血压、心率，并登记做表，对自己的状况有了很深入的认识；第二，初步治疗过程中，我们发现虽然他有十几年的高血压病史，但血压竟然有 110/65mmHg 的时候，而且与用药没有明显关系。这说明高血压与身体应激状态有很大关系，患者本人也发现从年轻时开始就有容易精神紧张的问题。深度的认知和自我管理意识能力决定了行之有效的行为改变，并启动运动健身。他常规性进行中午乒乓球运动，并开始进行手杖运动，还结合一些中医中药手法综合治疗。1年多时间，体形恢复较好，血压也开始稳定，机体代谢基本正常。可能多数人会感觉到他的生活行为改变和运动是成功的关键，实际上，真正成功的关键是自我管理能力。

虽然这些都是临床上的个案，但是，心理精神问题影响心血管疾病的现象非常多见，笔者工作中总结两个特点：①发现90%以上冠脉搭桥的患者都"性子急"，心态不好。有些人外在暴躁，有些人表面平静，但内在是急性子。②平时喜爱运动或者按照医嘱多活动的患者，远期效果明显要好。所以，对于心血管疾病，良好的心理状态非常重要。笔者经常要求心脏围术期的患者要做到"心静如水"。人类思维的独特性在于：你越是想清空大脑，不去思维，实际上会更严重地想，或者说，形成新的想与不想的对抗。最好的办法是用另一种更兴奋的东西去替代、驱逐它。据此，笔者提出了"手眼共用"的张氏运动原则。就是选择运动形式时，无论量与剧烈程度如何，让眼睛和手同时参与的运动，基本上可以实现思维转移，容易达到身心放松的作用。

运用思维转移方法还有一个问题是：容易接受，不容易坚持。因此，笔者经常要求患者写感想，记录我们交流的内容和自己的感受，经常复读提醒自己。自我管理能力对大多数人群来讲都是弱项，需要医生和家人的帮助。

总结起来，运动可以达到以下几个目的：促进代谢、消耗热量、改善循环、增强体力、改善心肺功能、精神心理放松。只有科学的安排、专业的指导才能真正地实现全部目标。

（张红超）

2.5　运动疗法的自我管理

运动疗法的效果取决于运动策略的执行情况。在实际执行中，由于运动治疗是一个缓慢起效的过程，短期内显性效果不明显。所以，对于一部分患者来讲，自我管理相对滞后是实现运动治疗的主要障碍。从这个角度讲，我们不仅需要科学的运动治疗方案，同时也要注重提升或者弥补受试者自我管理能力，弥补的措施就是建立专门的专业性指导机构，让自我管理与专业医疗相结合促进健康。

自我管理的影响因素有很多，比如自我认知、运动兴趣和运动习惯等。认知是核心，健康是一种幸运，健康也是一种能力。为什么这么说呢？随着现代医学科学的进展，越来越突显出一个特点：疾病与先天的遗传条件和自然意外的关系更密切，这些情况不因我们个人意志而改变。所以说，有个健康的身体非常幸运，应该珍惜爱护；反之，如果身体的基础条件比较差，更应该通过努力创造条件，避免或者延缓一些危险因素诱发疾病的发生、发展，这就要求自己有更高的健康管理能力。因此，一定要充分认识和精确地定位医学在健康中的作用，既不能不信现代医学，更不能过度依赖医疗而忽视自我管理，以下三点非常重要：①医疗对生命的作用——辅助、渡过危机时段、解读指导；②自我管理在生命健康中的作用是一个长期的过程；③生命质量的高品质取决于高质量的医疗与药物，以及高度的自我管理能力。

运动疗法实施的效果关系到以下四个因素：自我认知、运动兴趣／习惯、有无专业指导和能否长久坚持。笔者将健康管理的危险程度从优到差，设想分为五级，一级（理想）、二级（优良）、三级（尚可）、四级（警惕）、五级（危险）。

四个因素与运动效果的关系见表2.5.1。

表 2.5.1　Horn 运动治疗的预警危险分级

自我认知			兴趣／习惯			长久坚持			专业指导			效果分级
好	可	差	佳	中	无	好	可	差	有	偶	无	建议专业机构
●			●			●			●			一级，可不
●									●			二级，维持
●			●			●				●		一级，建议
●					●			●			●	四级，强建议
	●		●			●			●			一级，理想
												三级，强化
	●				●			●			●	四级，强建议
		●		●		●			●			二级，维持
		●		●			●			●		四级，强建议
		●			●			●			●	五级，强建议

从表 2.5.1 可以看出，在运动过程中自我认知对运动有非常强的促进作用，与运动效果也有密切的关系，认知力差的受试者更需要专业医护的指导；运动兴趣起到次要作用，并且与认知关系密切；专业运动指导对多数受试者是非常必要的。相信很多朋友自己对照表 2.5.1 都会对自己的状况感到吃惊，健康自我管理，是自己一生的必修课，从这个意义上讲，自己才是自己最好的医生。

有一种误解是把自我健康管理能力等同于自我管理能力，二者有相关性但是并不等同。很多人认为自己的自我管理和自我约束能力很强，健康管理不是事。但实际上，这种人虽然工作效率很高、成绩很突出、事业很辉煌，但是生活健康状况很一般。近年来，我们看到很多很有成就的学者、专家、企业家、媒体人英年早逝，更突出的是一些优秀青年医学专家也发生猝死，这足以说明，对专业、事业、学业的自我管理能力并不能等同于健康管理能力，甚至有的时候是矛盾的。分析原因，在于这些人没有把自己的认知能力投放在健康方面，或者是健康管理的时间、精力被剥夺。尤其是所从事的专业与健康知识相去甚远，不易融通的人群，更容易表现出自我健康管理能力与自我管理能力不平衡。

在此，有必要再次强调，制定一个运动处方前，尤其是心血管疾病运动处方，千万要注意受试者对运动意义的自我认知程度，必要时需要进行单独约谈进行心理辅导，还可以建议加入专业的运动指导机构进行辅导。

（张红超）

2.6 运动兴趣的建立

为什么要求建立运动兴趣？它为什么这么重要呢？首先它的意义在于，没有运动兴趣的建立，就没有运动的坚持，没有运动坚持，就谈不上运动的疗法。许多受试者有很好的运动方法，有很好的运动思想，但是实现不了，或者坚持不下去，这是为什么呢？因为这些受试者当时可能接受或者坚持很好，但是不能持续地坚持下来。有些觉得没有什么明显效果，有些对人和场景产生厌倦情绪甚至敌对的情绪，有些人甚至把运动疗法的效果与药物相比。所以建立良好的运动兴趣是运动疗法的理想开端。

2.6.1 受试者对运动疗法的认知

运动既是一种维护健康的方法，同时也是一种治疗的方法，尤其对于心血管疾病来说，运动绝不是简单的康复途径，运动疗法在某种意义上可以替代药物，甚至可以媲美一些介入、手术等干预性治疗方法。但是，必须让患者明白，运动是缓慢起效的过程，也是成本最低又没有什么不良反应的治疗方法。在治疗过程中，还要让受试者明白：①受试者的心血管是什么状况？是什么原因造成的？面临着什么问题？②运动对他有什么样的帮助？可以产生什么样的后果？③什么样的运动方法、什么样的程序对自己最合理最科学？能达到什么样的目的、对自己能达到什么样的益处？安全性如何？如何应对或者调整运动方案？

2.6.2 必要的心理辅导

要对受试者进行心理辅导，这是个重要但容易被忽略的问题。因为很多受试者刚开始容易接受、实施运动方案，但是，时间久了就逐渐开始放松，甚至完全放弃。为什么呢？受试者会有各种各样的原因，比如工作、生活压力大，有的人会说没有兴趣，或者效果不好等。实际上，运动是缓解压力最好的方法，善于运动的受试者并不需要专门的大量时间，运动兴趣感强的受试者会在很多地方挤出时间运动，甚至在工作过程当中也会运动。如何做到合理的运动是要让受试者明白：①运动疗法是一个缓慢的过程，治疗效果是在远期显现的，并不是急性过程，是个整体健康的计划方案。②运动方式不适合受试者的形体，在早期运动不协调的情况下表现更为突出，会遭到别人的嘲笑，这样就会慢慢地在潜意识中进入负面的暗示。所以我们需要告诉受试者健康是自己的事，同时要结合受试者自己的爱好及原始条件探讨运动方式。③运动疗法一定以运动量和运动目标来衡量，盲目的运动形式和运动量往往适得其反。④从心理适应到习惯建立是一个漫长的过程，受很多因素影响，一定要有耐心，不断地调整、疏导并建立信心。

2.6.3　必要的社会帮助

心理学研究发现，6 ~ 11 岁即小学阶段的主要危机是勤奋感对自卑感，这个阶段的儿童追求学业完成时所获得的成就感及师长的认可与赞许。如果儿童在体育课或游戏活动中不断取得成就并受到成人的奖励，儿童将以成功为荣，利于养成乐观、进取和勤奋的人格；反之，如果教学不当、多次受挫或其成就受到漠视，儿童容易形成自卑感。因此，体育活动中的成功体验和教师的肯定和奖励是小学阶段健康人格塑造的基础。运动习惯的建立需要别人的帮助，尤是在早期运动兴趣建立阶段。早期阶段可以和朋友、家人，或是一些运动爱好者，或者加入运动群体，建立兴趣。比如参加广场舞，参加旅行团等，通过这样的活动，让运动从群体运动逐渐转化为个体运动。在这个过程中让受试者能感觉到运动带来的身体的快感和愉悦。从理论上讲，运动有一定的成瘾性。比如运动可以引起下丘脑麻黄素受体、吗啡受体改变，从而产生"成瘾"性，可以看出运动是可以建立兴趣的，这样运动就容易坚持下去。切记，没有兴趣的运动在某种意义上就变成了机械活动。

2.6.4　需要一些设备的辅助 / 管理

辅助设备对运动兴趣的建立是有益的。比如健身器材，可穿戴设备，还有一些运动软件，特别好的运动器材可以让受试者的运动轻松愉快并且有趣，把简单重复运动的劳动模式转换为趣味模式。不擅运动的受试者在开始运动的早期借助健身器材可以促进完成运动总量。刚刚开始接受运动治疗的受试者，疲劳感会大于欣快感，会感觉到自己身体无限的匮乏，甚至会产生厌倦，达不到预期运动的效果。因此运动器材不仅可以让受试者感觉运动过程比较轻松，同时也增加受试者的兴趣。一些运动软件可以起到运动提醒作用，运动量估算，还可以建立"群"，有互相促进、互相监督、互相鼓励、互相竞争的作用。有些运动软件系统，比如 KEEP，可以对受测者进行职能服务，不断地进行精神心理上的鼓励。甚至一些手机运动软件，不仅可以起到督促作用，还可以提供一些生理指标的监测作用，指导合理运动。

2.6.5　运动方法的多样性、生活化

目前很多运动处方死板僵硬，比如每天必须走多少千米，身材偏胖的人开始肯定受不了。对于爱面子、年龄大的人要求去练瑜伽也较难。太极拳是个好运动，但对于先天协调性差的受试者学习起来非常费劲。理想的运动模式设计是多种选择、不拘形式、甚至是复合运动模式，另外，对于运动兴趣没有很好建立又比较爱面子的受试者，一定要注意方法，严禁"兴师动众"，要把运动疗法尽可能变得生活化。

2.6.6　运动可以从一个长途旅行开始

组织一些朋友或者是家人进行长途旅行，旅行在某种意义上就是各种运动的组合。在旅行过程当中，有意识地增加一些有趣的运动项目，或者说是游玩项目，从这个过程当中体会到运动的快感、从而增加运动兴趣。因为在旅行当中，受试者在放松状态很容易忽略自己的形体，不会增加受试者的厌倦感，再加上美景的刺激，伴侣的温暖陪伴，更不容易感到疲倦，更容易建立兴趣。最关键的是可以暗示受试者认知自己的身体状况可以胜任许多运动形式，逐渐转换为热爱运动的习惯。

运动兴趣的建立不仅是受试者自己的责任，同时也是运动疗法处方制定者必须为患者考虑的。运动兴趣的建立，是运动疗法能否得以实现的最关键的因素之一。困难在于，这不是一个人可以独立完成的

过程，也不是一个医生能够单方面完成的问题，而是需要医生和受试者，甚至受试者的朋友家人和身边的社会群体，共同努力来协助完成的一个过程。

运动兴趣和运动爱好是两个不同的概念。在日常生活中人们常常把运动兴趣与运动爱好当作一回事，实际上两者是有区别的。运动兴趣是人们积极认识、探究或参与体育运动的心理倾向，运动爱好则是主动参与、从事某项体育活动的倾向。当运动兴趣发展成为从事某种体育活动的倾向时，就变成了运动爱好。运动兴趣与运动爱好在大多数情况下是一致的，是紧密联系的。一个人对某项体育运动的爱好必须建立在对这一运动的认识兴趣基础之上，但人们对某项体育运动感兴趣，却未必一定会去从事相应的运动。我们的目标就是：把运动兴趣发展为运动爱好，达到运动疗法的稳定疗效。

（张红超　　陈　霞）

2.7 有氧运动－有氧能力－无氧运动

2.7.1 什么是有氧运动

有氧运动是指人体在氧气充分的情况下进行的体育锻炼，即在运动过程中，人体吸入的氧气与需求相等，达到生理上的平衡状态。简单来说，有氧运动是指任何富有韵律性的运动，其运动时间较长（15min 或以上），运动强度在中等或中上的程度（最大心率的75% ~ 80%）。有氧运动是一种恒常运动，是持续 5min 以上还有余力的运动。有氧运动和力量训练同样具有健身的效果，不同的是有氧运动先消耗脂肪，而力量训练先消耗体内的糖，而且在相同时间内，有氧运动消耗的热量比力量训练消耗的热量多。有氧运动是心血管健康的主要方式，但是并不适于所有运动疗法，值得注意的是心血管疾病受试者的有氧运动标准应与正常人群有所区别。

2.7.2 什么是有氧能力

美国心脏协会（America Heart Association，AHA）对"有氧能力"的定义是：人在做体力工作时把大气中的氧气输送到（细胞中的）线粒体的综合能力，有氧能力因此代表着人的整体健康水平（... the integrated ability to transport oxygen from the atmosphere to the mitochondria to perform physical work. ... it is thus considered a reflection of total body health）。AHA 的科学声明指出，增加有氧能力对人的健康作用很大，每增加一个有氧梅脱值（metabolic equivalent of energy，MET），能增加人的生存（survival benefit）可能高达 8% ~ 35%。

2.7.3 有氧运动能力的测定方法

根据目前的研究结果，有氧运动能力是人类预期寿命的一个重要预测因子，因此检测有氧运动能力是目前运动生理学的研究热点。金标准是直接测定的方法，即运动员以某种运动负荷方案，使用功率计做功，通过气体代谢仪测定出吸入氧气和呼出二氧化碳的浓度。常见的功率计有跑台、功率自行车、划船功率计、游泳槽等。直接测定需要精密仪器，花费也高。一般情况下采用间接测定即可，这种方法基本上都是通过亚极限强度下测定心率，推测有氧运动能力。常用的方法有 Astrand 列线图方法、Cooper 十二分钟跑、台阶实验等。运动生理学常用最大摄氧量（VO_{2max}）和无氧阈（AT）指标表示有氧能力，无氧阈通常是血乳酸和通气阈上位概念。

VO_{2max} 直接测定主要有两种方法：①心血管测定法（cardiovascular measurements）通过测定最大心输出量和动静脉氧差来测定最大摄

氧量，这种测定方法是有损伤的，实际应用较少。②呼吸测定法
（respiratory measurements）通过对呼出气体的分析基础上测量最
大摄氧量，是一种无创伤的直接测定方法，目前广泛采用，通常所
说的直接测定就是指呼吸测定法。直接测定法一般在实验室进行，
测定时让受试者在功率计上进行渐增强度的运动负荷试验（graded
exercise testing，GXT），用呼吸测定法时收集运动过程中呼出的气体
并进行定时定量分析，通过计算判别呼出 O_2 和 CO_2 气量的含量，得
出 VO_{2max}。

常用的人体运动负荷装置：跑台、功率自行车、手臂测功计、划
船测功计和台阶。在跑台上所进行的运动，其动作简单，多数受试者
可以在短时间内易适应，运动时动员的肌肉多，可以诱发人体产生全
身性最大生理反应，容易控制强度。缺点：运动中获取某些生理指标
困难（如采血、测量血压），笨重不易携带，价格昂贵。功率自行车
（cycle ergometer）的优点：运动负荷时上肢保持相对稳定，容易测定
血压和采血；由于坐位运动，体重对运动负荷影响不大，这对于运动
强体重变化较大的受试者进行机能时十分重要；可以根据测试要求，
改变受试者姿势（如卧位测量心电图）。缺点：腿部负荷较大，易产
生局部疲劳；运动总负荷比跑台运动小，不易产生最大运动生理反应。
台阶是一种通过克服自身的体重产生的运动负荷。优点：简单、便宜、
携带方便；根据需要自行设计台阶高度；适合大人群测试，适合普通
健康人群。缺点：运动负荷量不易计算；运动负荷小；运动形式枯燥
乏味；不适合专业运动员测试。

2.7.4　有氧运动与无氧运动的区别

有氧运动就是在氧气充足的状态下进行的体育运动，可以这么简
单的理解，任何持续时间较长，韵律性较强，心率维持在最大心率的

60%～80%的运动都可以称为有氧运动。有氧运动的心率一般在每分钟130次左右为最佳，也就是我们说的"黄金心率"。常见的有氧运动：步行、快走、慢跑、竞走、滑冰、长距离游泳、骑自行车、打太极拳、跳健身舞、跳绳、做韵律操、球类运动如篮球、足球等。

无氧运动是相对于有氧运动而言，比如跑步，如果是短跑，那基本上就属于无氧运动。因为这是短时的，爆发性的，在这么短的时间里氧气几乎来不及参与供能。如果心率达到每分钟150次时，这时的锻炼就开始为有氧与无氧的混合代谢了，如果心率达到了每分钟160次，甚至180次以上，这时的运动就已经属于无氧运动了。真正发展肌肉的运动是无氧运动，通过对比长跑运动员和短跑运动员的体型就可以了解，短跑运动员要强壮得多，长跑运动员体型较消瘦。常见的无氧运动：短跑、举重、投掷、跳高、跳远、拔河、俯卧撑、潜水、肌力训练（长时间的肌肉收缩）等。

2.7.5 运动疗法与有氧运动

有氧运动的核心是氧供和氧需求的平衡，有氧能力的核心是机体运送氧的能力、消耗氧的能力，这个基本思想对心血管康复显然是有益的。但是现有的关于有氧运动的概念，特别是测定方法不适合心血管疾病运动疗法。现有的有氧运动概念体系适合于心肺功能正常，适用于预防心血管疾病发生的社会健身运动。但是，对于心肺功能已经异常的受试者来讲，他们的供氧能力已经显著降低，就不能用现有的测试方法或者参数来评定有氧能力，更不能用现有的参数或者方法来制定运动治疗的方案。典型的情况是没有考虑到心律失常、有冠状动脉潜在缺血或者瓣膜病代偿期的受试者，也没有心血管疾病早期的运动治疗方法。因此，笔者团队制定了心血管疾病患者的运动需求分层法。我们把心血管疾病对运动的需求分为五个层次，另外附加一个精神转移需求层面，形成 5+ 的评估方法，我们称之为"Horn5+ 分层法"。见图 2.7.1。

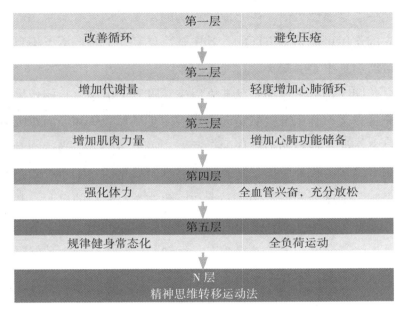

图 2.7.1 心血管疾病运动疗法目的生理分层（Horn5+ 分层法）

这个方法更适用于已经有心血管疾病、心功能不全的患者的评估和运动疗法的选择。从 Horn5+ 分层法来看，二～四层以有氧运动为主，四～五层可以运用无氧运动。

（张红超 陈 霞）

2.8 氧疗在心血管疾病中的应用
——如何选择吸氧、负氧离子、梯度氧吧

前文已经提到有氧运动对健身的重要作用，但是对于已经有心血管疾病的受试者，常规的有氧运动标准已经不再适用。在现实生活中，

很多人知道将年老体弱的亲人送到负氧离子旺盛的森林氧吧、天然氧吧，在冬季将他们送到南方温度、湿度、氧浓度高的沿海城市进行迁徙式越冬。这显然可以减少心血管疾病的发生，促进心血管疾病的康复，它的作用可能是多方面的，其中解决供氧、适宜环境下不自觉的运动量增加是主要因素。

自美国库珀有氧运动概念建立以来，吸氧下运动康复的效果已经得到充分肯定，临床上吸氧运动主要应用是经鼻吸氧和经面罩吸氧。对于已经有循环携氧能力降低的受试者，吸氧条件下适当运动对心血管疾病有确切的疗效，但是其弊端也是显而易见的：①由于管路的牵绊，限制了受试者活动范围，必须在医院这类有氧源的场所，基本上是床上或者是原地活动；②场景、气流对鼻腔的冲击，面罩的不适感让受试者情绪急躁，不容易接受；③运动的形式也受到大大的限制；④由于氧气泄漏，还有一定的危险。

有个需要提醒注意的问题，目前研究结果并不主张患者在安静状态下高浓度吸氧，保持很高的血氧饱和度实际上对人体是有害的。但是一些心血管疾病受试者，如果进行运动疗法时，由于循环供氧能力滞后，运动时无氧代谢增加，可能运动耐力降低，甚至诱发疾病发作，所以，带氧运动可以尽早开展运动疗法，促进全身状态恢复，形成良性循环。这与安静状态下吸氧是两个不同的概念。

氧疗的目的是增加氧供、减少无氧代谢、提升心血管系统对机体的支持能力。因此，提高这种能力可以从两个方面入手，一方面是提高环境氧浓度，让空气中氧的比例高于21%；另一方面就是提高组织对氧的利用能力，这就是我们所说的负氧离子。

空气负氧离子是一种带负电荷的空气微粒，称之为小负氧离子团，具有良好的生物活性。对人体健康有很好的作用，负氧离子能有效激活空气中的氧分子，使其更加活跃进而被人体所吸收，能促进人体新陈代谢，提高免疫力，调节机能平衡，它像食物中的维生素一样，对人的生命活动有着很重要的影响，所以有人称其为"空气维生素"，有的甚至认为空气负氧离子与长寿有关，称它为"长寿素"。除人体的吸收外，负氧离子还有直接净化空气的作用。在自然界中，大气离子虽然看不见摸不着，但人们却可以感受到负氧离子的存在，让人产生明显的舒适感。

当空气中产生了足够多的负氧离子后，人们即使身处陋室也可如身处森林和瀑布旁边一般，感觉心旷神怡，因此称之为氧吧。例如在雷雨天气之后，人们会感觉心情舒畅、空气清新，这就是因为空气中灰尘等降低，负氧离子增加的原因，所以人们追求的天然氧吧——森林。同时也可以人工制造负氧离子，模拟氧吧。那么，植物负氧离子有什么特点呢？其实植物负氧离子就是负氧离子。两者的区别在于，负氧离子——获得 1 个或 1 个以上的电子（电子带负电荷）——带负电荷的氧气离子被称为"负氧离子"。植物负氧离子——通过植物萃取合成，释放出小粒径、高活性的负氧离子。所以，两者是差不多的。植物释放负离子量综合排名：彩叶草＞吊竹梅＞吊兰＞泡叶冷水花＞燕子掌＞芦荟。因此彩叶草更适合放置于家中。不过通过放置绿植来增加空气负离子的举动可谓是"杯水车薪"，即便是释放负离子浓度较高的绿植，最多使空气中负离子浓度增加百余个，距离我国空气洁净度的标准（负离子浓度 1000 个以上）也差了许多，显然，达不到医疗的目的。

由于氧疗的益处，出现了医疗氧吧、家庭氧吧、汽车氧吧等。氧吧是指备有输氧装置专供人吸氧气的营业性场所。氧吧要从功能、使用便利性和价格三个方面考虑。有些氧吧除可以产生臭氧和负氧离子外还带有各种空气过滤。氧吧的核心环节是制氧。制氧机的原理是利用空气分离技术，首先将空气高密度压缩，再利用空气中各成分的冷凝点不同使之在一定的温度下进行气液脱离，再进一步精馏。氧气一般是通过此物理方法得到的，大型空气分离设备一般设计的较高为的是能让氧、氮等气体在爬升与下降的过程中充分置换温度，得以精馏。家用制氧机工作原理：利用分子筛物理吸附和解吸技术。制氧机内装填分子筛，在加压时可将空气中氮气吸附，剩余的未被吸收的氧气被收集起来，经过净化处理后即成为高纯度的氧气。分子筛在减压时将所吸附的氮气排放回环境空气中，在下一次加压时又可以吸附氮气并制取氧气，整个过程为周期性地动态循环过程，分子筛并不消耗。目前氧吧设备采用比较先进的变压吸附原理，效果更好。工作原理是通过负离子发生器将低电压通过升压电路升至为直流负高压，利用碳毛刷尖端直流高压产生高电晕，高速的放出大量的电子（e$^-$），而电子并无法长久存在于空气中，立刻会被空气中的氧分子（O$_2$）捕捉，形成负离子，因为负离子多为氧离子和水合羟基离子等。

对于运动疗法，传统的氧疗、负氧离子显然受到环境场地的限制，因此，能够容纳允许受试者简单的自由运动的大型氧吧已经非常必要。随着人们接受把运动作为一种治疗方法的认识深入，理论上需要梯度氧吧。梯度氧吧就是受试者心肺功能条件建立密闭的不同氧浓度室内空间，可以容纳受试者在空间内完成一些基本的运动。

梯度氧吧需要的基本条件：氧气源、二氧化碳清除系统、温度湿度调控系统、除菌净化系统、氧气含量检测仪、二氧化碳监测仪、必要的运动器材、心电监护系统。空间大小允许受试者可以走动（可以合理利用走廊过道）。空间氧含量可以控制在30%、35%、40%、45%等。受试者可以根据自己情况，在医生指导下在这样的环境中进行运动治疗、恢复心肺功能。条件好的还可以留居更长时间休养。在严重雾霾天气，梯度氧吧也是心肺功能不好的人群的上等选择。

（张红超 陈 霞）

2.9 行走与心血管健康

行走是人类最简单易行的活动方式，行走被世界卫生组织认定为"世界上最好的运动"，人们所讲的运动都指的是"走动"。每走一步可推动人体 50% 的血流动起来，活血化瘀，可挤压人体 50% 的血管，是简单的"血管体操"；每走一步至少可运动 50% 的肌肉，有助于保持肌肉总量。研究表示，如果一周健步走 7 个小时，分日进行，可以将冠心病和其他心脏病的发病率降低 30%。所以，很有必要把行走作为专题予以讨论。这种锻炼方法看似简单，但如果动作不对，不仅起不到健身作用，反而会对身体造成伤害。

走路是人类最基本的、参与时间最多的运动方式。大多数人都可以走路，甚至很多残疾人也能使用助行器或其他辅助设备来行走。尽管我们每天都离不开走路，但是很多人一听说运动，就想到专业的场地、高大上的设备、强壮的肌肉，会觉得离自己太远，"还是算了吧"。其实，对多数人来讲只要坚持，掌握科学的方法，即使只是走路也能达到健身和治疗的效果，可以解决很多人的健康需求。走路有两个直接的优点，一是它很容易做到，二是受伤的风险低。走路不需要或者只需要很少的花费，不需要特殊的装备、衣服、设施或培训。因为走路非常符合普通人的日程安排、需求和能力，所以如果你一直不怎么活动，那么走路是开始运动的好方法。

给没有行走习惯或者不喜欢行走的人群总结原因，常见以下情况：①认知错误，这种心理比较普遍，多数认为每天忙忙碌碌，活动量已经不少了，实际上不能完全替代行走；②肥胖或者认为自己形体不好，容易出丑。实际上，热爱运动的人都热爱生活，不会顾及别人的感受；③走路出现不适，不能坚持，更普遍的问题是方法不当走出了问题；

④繁忙没有时间是常见原因，实际上，只要有想要行走的意识，上班途中、等候飞机火车时都是走路的时机。行走运动之后最常出现的是疼痛。"好"的疼痛是锻炼时正常的生理现象，通常表现为肌肉、关节部位的酸胀或灼热感。它持续几秒钟至几分钟，少数情况下会延续到运动结束以后，即"好"的疼痛和局部疲乏是暂时的，并不需要停止运动，只要稍事休息，等疼痛消失后就可以继续。"坏"的疼痛是肌肉受伤的一种表现，警示运动不当或运动过度。临床上表现为剧烈的疼痛、肿胀、无力与神经麻痹。它不会因短暂的休息而消失，甚至可能逐渐加剧。当疼痛持续两天以上，或是影响了日常活动，伴随肌肉无力、麻痹及关节肿胀时，应马上就医。为预防"坏"的疼痛，最重要的是根据能力调整运动强度。运动前做好热身及伸展，一有不适便休息，待恢复正常后再继续，或换另一种运动，不要对同一骨骼、肌肉持续施加压力。

走路最常见的疾病问题就是"关节病"，由于关节病导致停止运动的人群非常多。所以，保护好关节是长期步行健身的重要环节。因此，一定要注意以下几个问题。

（1）预热：就是活动之前先做一些热身活动，尤其是对于有退变的关节。周围肌群的协调有利于关节的稳定性，适度热身锻炼，慢慢起步，等到足部有些发热，再递增速度。快完成运动计划时，要慢慢减缓速度，不要马上停下来。

（2）姿态：正确的姿态非常有利于保持身体的力线，不合理的姿态容易费力、局部肌群劳损、易出现疲劳感、不易达到放松的目的，走路时身体尽量挺直，让脊椎成一直线，眼睛直视前方，健步走时要慢慢收紧小腹，然后随着运动的频率慢慢舒展，这样一收一舒之间就能很好地锻炼腹部肌肉，慢慢过渡到腹式呼吸。最好少带不必要的物品，如果一定要带，也要注意重量控制，以行走时不觉负重吃力为宜。

（3）线路：城市内步行首先要选择安全路线，车辆密集的区域一定要避开，此外，要根据自己的运动能力、心肺功能情况选择是否需要坡度或者台阶增减单位时间运动负荷量，增加走路对机体的激发力，如果关节有伤可以避免台阶、跑步机，可选择塑胶跑道或使用手杖，塑胶跑道可减少关节冲击力，手杖则在减轻关节承重的同时增加上肢肌群活动，使得效果倍增。

（4）距离：行走的量要因人而异，走路的步数也不宜过多，每天 6000 步左右最为适宜。要结合运动基础，若处于心脏治疗的康复期，一定要有专业医生的指导，注意心功能的分级，并且一定遵守安全起步、逐步加量的原则。

（5）速度：行走的速度要根据自身的体能状态，每天快走 30 ～ 40min，走到微微出汗。心率若增加 20 次，伴有胸闷、心前区痛、跛行、腿肿等应在医生指导下行走。健步走速度的快慢是决定锻炼效果的关键因素，通常因人而异，可分为慢步走（每分钟 70 ～ 90 步），中速走（每分钟 90 ～ 120 步），快步走（每分钟 120 ～ 140 步）。对于运动已经耐受的受试者，可以先加速快走或慢跑，身体兴奋后走路维持。

（6）坚持：形成好的走路习惯受益终身，但是坚持很困难。所以，一方面建立兴趣，比如参加社团、机构、运动指导中心，或家人陪伴；另一方面，最好制订一个计划表，能在运动门诊指导下坚持。养成走路的习惯实际上并不简单，以下建议可以尝试：①在喜欢的地方走路，如公园或购物中心。尝试不同的地方和路线，以保持兴趣和积极性。②在走路时聆听喜爱的音乐，但记住保持低音量，以便可以听到周围的声音。③带上朋友或家人，有一个经常行走的伙伴可能会帮助你坚持——即使在你宁愿待在家里的时候。大家可以互相鼓励，并作为朋友、家人和其他人的榜样。④制订"B 计划"。当遇到恶劣天气或其他情况阻碍时，请准备好其他选择，例如在商场内、机场、车站、公务大厅而不是在户外行走。⑤跟踪进度。记录日期、距离以及完成后的感受，计步器和运动手环等设备可以帮助计算步数、热量以及在一段时间内走的距离。⑥行走后享受愉快的事物来犒赏自己，如淋浴。

附：手杖的应用

无论是在徒步、登山、越野跑，手杖的作用已经得到了充分的验证，合理地使用手杖，可以减轻膝盖腿部的负担、减少运动伤害、延长运动时间等。近年来，国内外很多心血管专家都极力推荐使用运动手杖。

由芬兰健身专家发明的手杖行走健身法借鉴了冰雪运动中滑雪杖的功能。人们在散步时双手各持一根与滑雪杖相似的手杖，向后支撑，大步行进。与普通步行锻炼相比，执手杖行走节奏感强，步幅大，速度快，并可减轻下肢关节的压力，在锻炼下肢的同时还可活动手臂和双肩，达到全身运动的目的。

手杖行走健身不仅能有效消耗热量，加强四肢肌肉的锻炼，同时还可以增强呼吸系统功能，并改善血液循环，进一步提高人的耐力。手杖行走健身每小时可消耗热量 1674J，而普通散步只消耗 1172J。据芬兰健身运动协会公布的最新调查结果，手杖行走目前不仅在芬兰全国迅速普及，成为继散步之后第二种最受芬兰人喜爱的健身方式，而且这种"北欧健身运动"已逐渐开始风靡全球。

手杖行走健身，简单易行，老少皆宜，是一年四季均可进行的一项锻炼形式。并且可明显减少运动并发症，辅助体弱者早期康复。总之：①使用手杖时，上肢动作增加了有氧运动的强度，可以燃烧更多热量。②手杖可以提升平衡性和稳定性。③手杖可帮助我们保持正确的姿势，尤其是上背部的姿势，而且有助于增强上背部肌肉。④手杖可承担部分腰部、髋部和膝盖的受力，它可以帮助患有关节炎或背部疾病的患者缓解运动时的不适。⑤笔者还发现，手杖可以增加上下肢肌群的参与量，增加肌肉对血脂、血糖代谢的调节能力，而不仅仅是消耗。

运动中手杖的功能、选择和使用。手杖的设计要求直径、长度、重量、曲直、弹性、耐用性均适合。直径不能太粗，粗则不合手握，并且太重；不能太短，长可截断，短则无用；重量当然要轻；直优于曲，当然有一点弯曲度，带一点弹性亦可加分；耐用，选择的树枝不能太干，内芯不能空洞，否则容易断裂，含有一些水分的树枝通常更耐用。如今，专业的手杖产品，无论从质量功能的提升，还是细分领域的区隔，可以满足各种人群的需要。

目前在国内比较常见的手杖产品，从功能上大致可以分为：步行杖、登山杖、滑雪杖、登山滑雪杖，还有越野跑杖。材质上由可以承受极其严酷环境考验的高等级的铝材制造，此外，制造商还在其上应用了钛合金及其他复合材料，碳素纤维材料也越来越多。这些蕴涵了先进科技材料的突出优势就在于超轻的重量，及极强的耐用性。管径小强度大、耐磨损，可以伸缩折叠。调整长度时，一般是将身体站直，大臂自然下垂与地面垂直，小臂曲起与大臂形成一个直角。实际上根据地形条件的不同，手杖的长度也应当进行适当的调整，以配合地形条件。一般的调节方式虽然基本正确，但这种方法适合平坦地形的徒步行走和健走运动使用，科学的方法是用身高乘以 0.66，得出的长度就是手杖的合适长度。而对于复杂的山地环境来说，手杖的长度应该比平时略长，正确的长度是身高乘以 0.7 即为合适的杖杆长度。

（张红超）

2.10　骨骼肌对血脂代谢的调节作用

2.10.1　骨骼肌及其功能概述

人体内含有 600 多块骨骼肌，约占人体重量的 40%。因此从数量和重量上而言，骨骼肌可以说是人体最大的组织器官。骨骼肌是运动系统中的一员，直接驱动、调节和控制人体的运动。同时，骨骼肌还具有其他功能，如帮助人体克服重力，维持姿势；保护没有骨骼覆盖的部位；通过运动产热和不自主的颤抖产热来维持体温；促进静脉血和淋巴回流等。另外，骨骼肌还有一个容易被忽视的功能，即参与人体内糖脂代谢的调控。

糖尿病是现在人们比较熟知的一种疾病，但其发病机理并不清楚。目前可知的是，糖尿病是一种糖脂代谢紊乱引起的代谢性疾病。其特点是血糖浓度持续性变高，临床表现为"三多一少"，即多食、多饮、多尿和少体重。更严重的是糖尿病引起的并发症，长期会引起心血管疾病、卒中、肾功能衰竭等。据 2017 年国际糖尿病联盟的调查显示，全球糖尿病患者总数是 4.249 亿，中国糖尿病的患病人数为 1.144 亿，居全球首位。因此，对于糖尿病的预防和治疗已成为我国乃至全世界的重要任务。

根据病因不同，糖尿病可分为三种类型，其中 2 型糖尿病占 90% 以上，这种类型属于非胰岛素依赖型糖尿病。胰岛素是人体内胰岛 B 细胞分泌的能降低血糖浓度的激素。2 型糖尿病患者早期并不缺乏这种激素，但却对这种激素不敏感，即胰岛素抵抗。造成这种病变的原因目前并不清楚，但有研究显示，其与机体内脂代谢紊乱有密切关系。

骨骼肌是调节和控制人体运动的重要组织，为人体运动提供大量的能量。而能量的来源是其从血液中吸收的糖和脂质。有数据表明，骨骼肌可吸收人体 70% 以上的血糖，而这要归功于其对胰岛素信号的响应。血液中的胰岛素会与骨骼肌细胞膜上的受体结合，导致受体自磷酸化。接着一系列的级联反应，会使细胞内的胰岛素受体底物蛋白（IRS）、磷脂酰肌醇 3 激酶（PI3K）、蛋白激酶 B（PKB）等分子活化，最终使细胞内含有 4 型葡萄糖转运体（Glut4）的囊泡转位到细胞膜上，从而吸收更多的血糖。因此，维持骨骼肌的胰岛素信号通路的完整性是控制血糖的关键。

　　骨骼肌细胞吸收大量的血糖，除正常功能外，剩余的葡萄糖一方面会以糖原的形式储存起来，另一方面会转化为脂质储存起来。另外，骨骼肌也会直接从血液中吸收脂质，来维持血液中正常的脂质含量。因此，若骨骼肌中的脂质吸收能力出现异常，或者吸收的脂质含量超过其负载量，就会对机体的脂质代谢造成重大影响。同时研究也发现，这种影响也会与骨骼肌对胰岛素信号的响应密切相关。这也是肥胖症患者的脂代谢紊乱通常会造成机体胰岛素抵抗的原因之一。

　　综上所述，骨骼肌除对人体运动有重要作用外，还对人体内的糖脂代谢的调节至关重要。它可以直接从血液中吸收糖和脂质来为运动提供能量，同时也维持人体正常的血糖和血脂浓度。而这一过程一旦紊乱，就会带来一系列的代谢性疾病，如糖尿病。鉴于骨骼肌在人体运动和对糖脂代谢的调节作用，我们也可得知，正常的运动对于机体的血糖和血脂的调节至关重要。

　　由于骨骼肌对血糖的直接调节，以及对胰岛素信号的响应的相关研究较为清楚，接下来会更加侧重于介绍和讨论骨骼肌对血脂代谢的调节。

2.10.2　血脂

　　在介绍骨骼肌对血脂代谢的调节之前，这里有必要先阐述一下血脂。血脂是指人体血浆中所含有的脂质，包括胆固醇酯、甘油三酯、磷脂和游离脂肪酸。前三种并不能以游离形式存在，而是与载脂蛋白形成不同的脂蛋白颗粒，如乳糜微粒（chylomicrons，CM，直径 80 ~ 500nm）、极低密度脂蛋白（very low density lipoprotein，VLDL，直径 25 ~ 80nm）、低密度脂蛋白（low density lipoprotein，LDL，直径 20 ~ 25nm）和高密度脂蛋白（high density lipoprotein，HDL，直径 5 ~ 17nm）。

这四种脂蛋白颗粒中，乳糜微粒和极低密度脂蛋白含有的甘油三酯较多，胆固醇酯较少。其中，乳糜微粒是外源性脂质的主要运输方式，而极低密度脂蛋白是内源性脂质的主要运输方式。低密度脂蛋白和高密度脂蛋白含有较高的胆固醇酯和磷脂，而甘油三酯含量较少。其中低密度脂蛋白可将肝合成的内源性胆固醇转运至外周组织，而高密度脂蛋白是肝合成的，能将外周组织的胆固醇转运至肝进行清除。

尽管脂质主要以脂蛋白颗粒的形式存在，但骨骼肌细胞对脂质的吸收通常是以游离脂肪酸的形式进行的。人体血液的游离脂肪酸浓度通常维持在 0.3 ~ 0.9mM。这些游离脂肪酸通常含有 14 ~ 24 个碳原子，根据是否含有碳碳双键，可分为饱和脂肪酸和不饱和脂肪酸。血液中含量最高的游离脂肪酸是棕榈酸（饱和，C16 ：0）和油酸（不饱和，C18 ：1）。

血液中的游离脂肪酸主要有三种来源（图 2.10.1）：第一种是外源性，从食物中获取。食物中的脂质通过胆汁盐的乳化作用后在小肠中经脂肪酶水解为游离脂肪酸、二酰甘油和一酰甘油。这些产物被小肠细胞吸收后又被合成为甘油三酯，并进一步与载脂蛋白 B48 一起被包装成乳糜微粒释放到血液。而骨骼肌细胞外有脂蛋白脂肪酶（LPL）的存在，这种酶会将乳糜微粒中的甘油三酯水解成脂肪酸，进而可被骨骼肌吸收。第二种是内源性，肝脏合成。肝脏可将吸收的脂肪酸和从头合成的脂肪酸合成为甘油三酯，甘油三酯与载脂蛋白 B100 一起被包装成极低密度脂蛋白释放到血液。骨骼肌细胞外的脂蛋白脂肪酶同样会水解极低密度脂蛋白中的甘油三酯成脂肪酸。第三种来源是脂肪组织的水解。脂肪组织中的甘油三酯会在一系列脂肪水解酶的作用下水解出游离脂肪酸，并释放到血液。

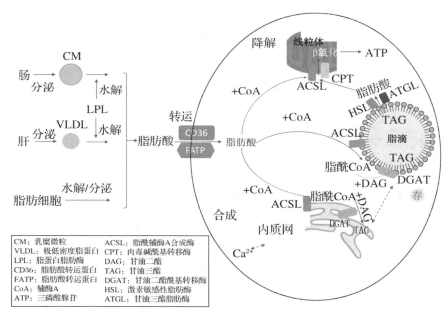

图 2.10.1　骨骼肌细胞的脂质吸收、代谢与储存

在下面我们会介绍骨骼肌通过吸收脂肪酸或对脂肪酸信号的响应来调节血脂代谢。

2.10.3　骨骼肌中的脂代谢

1）骨骼肌中的脂质吸收

首先介绍骨骼肌对脂肪酸的吸收。骨骼肌可以通过两种方式来吸收脂肪酸，一种是自由扩散或被动运输。根据相似相溶原理，脂溶性的脂肪酸可以穿过细胞膜进入细胞内。另一种是通过细胞表面的脂肪酸转运蛋白进入细胞。有两种常见的脂肪酸转运蛋白 CD36 和 FATP，主要转运长链脂肪酸的摄入（图 2.10.1）。

2）骨骼肌中的脂质代谢与储存

进入到骨骼肌细胞中的脂肪酸会很快与辅酶 A 一起在脂酰辅酶 A 合成酶（ACSL）的作用下变成脂酰辅酶 A。脂酰辅酶 A 合成酶在细胞中主要定位在三个细胞器上，分别是线粒体、内质网和脂滴，这也就决定了脂酰辅酶 A 在细胞中的不同命运。一种是进入线粒体中进行氧化从而产能，另一种是在内质网上被用于合成甘油三酯以及各种脂质中间产物，还有一种是在脂滴上以甘油三酯的形式被储存起来（图 2.10.1）。为了更深入理解这其中的过程，下面对细胞中的这三种细胞器进行简单的介绍。

（1）线粒体

线粒体是细胞中的能生产能量 ATP 的细胞器，它含有自己的 DNA，能编码部分线粒体蛋白，同时具有两层膜结构。根据这三个特点，线粒体被认为是细菌在另一个细胞中内共生并长期进化留下的产物。线粒体的内膜内陷成"嵴"，可提供更多的膜结构来进行化学反应。线粒体以脂质和糖为原料，通过氧化和三羧酸循环对脂肪酸和糖进行降解，最终通过电子传递链和氧化磷酸化作用产生能量 ATP。

因为运动需要大量的能量，因此骨骼肌细胞通常会含有大量的线粒体。在糖原料不多时，骨骼肌细胞会利用脂质进行产能。这种情况多见于耐力运动时，比如马拉松运动员的骨骼肌细胞会在糖分耗尽时使用脂质供能进行运动。骨骼肌细胞吸收进来的脂肪酸会经过线粒体上的脂酰辅酶 A 合成酶以及肉碱酰基转移酶（CPT）的催化而变成脂酰辅酶 A，并进入线粒体内部。之后脂酰辅酶 A 会在线粒体内部进行脂肪酸氧化，变成乙酰辅酶 A。乙酰辅酶 A 会进入三羧酸循环，并在最后通过氧化磷酸化作用产生 ATP。

（2）内质网

内质网是细胞中膜面积最大的细胞器，约占细胞膜系统的 1/2。根据是否附着核糖体，内质网可分为糙面内质网（附着核糖体）和光面内质网。因为核糖体是蛋白质的合成机器，因此糙面内质网主要负责蛋白的合成与修饰。而光面内质网主要负责脂质的合成，包括甘油三酯和磷脂。因此，内质网可以说是细胞中蛋白和脂质的生产加工场所，为细胞中的其他结构提供原料。

骨骼肌细胞中的内质网有个特殊的名字，叫肌质网。它是钙离子的储存库，可以调控钙离子的释放来调节肌肉的收缩。肌质网也能利用脂肪酸来进行脂质合成，其中会在酰基转移酶的作用下，将脂酰辅酶 A 和甘油二酯催化成甘油三酯。在形成甘油二酯的过程中，内质网会利用脂酰辅酶 A 合成一系列的中间产物，如磷脂酸等，这些中间产物也是磷脂合成的原料。

（3）脂滴

脂滴是细胞中的脂质储存中心。它是一种具有特殊结构的球形细胞器：具有中性脂核心，由单层磷脂膜（也就是半个细胞膜结构）包裹和外周蛋白包被。脂滴的分布极其广泛，从细菌到人的细胞都有脂滴的发现。这也是脂滴不同于其他膜性细胞器的地方。一直以来，膜性细胞器的有无是区别真核细胞和原核细胞的关键特征，而作为膜性细胞器脂滴在细菌里的发现正在颠覆这一观点。甚至脂滴的古老性可能使其成为探索膜性细胞器进化的主要方向之一，而这也进一步说明细胞生命在对脂质储存与代谢调控的保守性。脂滴不仅能储存脂质，还能合成、降解和运输脂质，并具有储存和降解蛋白能力，及参与核酸调控的功能。

骨骼肌细胞中也含有大量的脂滴，主要用来储存甘油三酯。这些甘油三酯也被称作骨骼肌内的甘油三酯（IMTG）。一方面，这些中性酯是对血液中的脂质的吸收。细胞吸收的脂肪酸也会被脂滴上的脂酰辅酶 A 合成酶催化成脂酰辅酶 A，并在酰基转移酶的作用下以甘油三酯的形式储存在脂滴中。另一方面，它也是对能量的一种储存。当机体需要大量能量时，所储存的中性脂就会被调动起来，脂滴中的甘油三酯会在甘油三酯水解酶的作用下降解成脂肪酸，并被转运到线粒体中进行氧化、三羧酸循环和氧化磷酸化，从而产生能量 ATP。

综上所述，骨骼肌细胞主要通过三个细胞器 – 线粒体、肌质网和脂滴的协同作用，对吸收进来的脂肪酸进行代谢和储存，以及用作生产其他成分的原料。这样既是对血脂浓度的调控，又是对产能原料的储存。当然，这种调控以及储存都是有一定范围的，若超出限度就会产生病变。

3）"运动员悖论"

前文所述，骨骼肌细胞能储存一定量的甘油三酯来作为运动的能量。但当骨骼肌细胞中有过量的甘油三酯的积累时，就会出现机体的代谢异常，如骨骼肌的胰岛素抵抗，进而导致 2 型糖尿病的发生。造成骨骼肌细胞的甘油三酯过量积累的原因主要有两种：一种是机体过于肥胖，导致血脂含量增多，骨骼肌为充分降低血脂浓度而吸收更多的脂肪酸，最终储存在脂滴中；另一种是脂肪的异位储存。脂肪组织是储存中性脂最主要的组织器官，而由于某种病变，大量的甘油三酯并不能储存在脂肪组织里，而是进入其他组织器官，包括骨骼肌。这样骨骼肌细胞中的脂质含量也会增加。无论哪种原因，都会造成骨骼肌细胞超负荷的储存甘油三酯，从而导致骨骼肌细胞对胰岛素抵抗，进而发展为 2 型糖尿病。

然而，一些研究发现，并不是所有的骨骼肌细胞中高甘油三酯含量都会造成骨骼肌细胞的胰岛素抵抗。比如一些运动员，特别是从事马拉松等有氧耐力运动的运动员，他们的骨骼肌内的甘油三酯明显高于正常人，但同时他们的胰岛素敏感性却比正常人更高。这一现象被称为"运动员悖论"。

由此可见，骨骼肌内的高甘油三酯并不总是对机体有害的，它也可以为机体提供丰富的能量。研究也发现，普通人经过一段时间的锻炼之后，骨骼肌内的甘油三酯也会升高，同时胰岛素敏感性也会随着升高。所以说，适当的运动是改善人体代谢性疾病的一大良方。

2.10.4　骨骼肌的分泌功能对脂代谢的影响

前面主要介绍了骨骼肌细胞对于血脂代谢的直接调控，同时骨骼肌还能分泌一些因子，间接地参与血脂代谢调节。这些因子可大致分为两类，一类是骨骼肌特异分泌的，如肌肉素和肌肉抑制素；另一类是非特异分泌的，如炎症细胞因子、生长因子、脂肪因子、心血管活性肽、骨调节蛋白和性激素等。这些分泌的因子都参与调节机体的糖脂代谢。在此简单介绍一下骨骼肌特异分泌的两种因子。

（1）肌肉素

肌肉素（musclin）是日本科学家西泽（Nishizawa）于 2004 年发现的一种主要由骨骼肌分泌的与钠尿肽家族相似的生物活性因子。肌肉素的 mRNA 表达受胰岛素、肾上腺素、胰岛素样生长因子以及镉等调节。它可以通过旁分泌或自分泌方式参与机体的糖脂代谢。比如 Nishizawa 等发现肌肉素能够明显降低细胞基础状态和胰岛素诱导的葡萄糖摄取，以及小鼠肥胖症的发生。推测肌肉素与胰岛素抵抗有关，并参与 2 型糖尿病和代谢综合征的发病过程。

（2）肌肉抑制素

肌肉抑制素是骨骼肌生长的负调控因子，属于肿瘤生长因子超家族成员。有研究发现肌肉抑制素的过表达会导致小鼠系统衰竭综合征，肌肉和脂肪组织体积大幅减少，而肌肉抑制素的敲除使小鼠的脂肪组织体积也明显下降，表明肌肉抑制素对脂代谢及脂肪组织的功能有调节作用。

综上，骨骼肌会通过旁分泌和自分泌一些因子间接参与机体的脂质代谢。

2.10.5　结语与展望

糖尿病等代谢性疾病目前已是全球亟须解决的疾病之一，骨骼肌作为人体最大的组织器官对糖脂代谢的调控极其重要。本章从血液中脂质的组成和来源入手，主要介绍了骨骼肌细胞对血脂的吸收、代谢和储存，以及骨骼肌分泌的因子对血脂的调节，并且讨论了这些调节的紊乱会造成骨骼肌细胞的胰岛素抵抗，导致糖尿病和其他代谢性疾病的发生。

研究也发现，除了骨骼肌内的甘油三酯含量过量会对骨骼肌细胞的胰岛素敏感性产生影响，还有另外一个因素也能引起骨骼肌细胞的胰岛素抵抗，即血液中的高浓度脂肪酸。这些脂肪酸会直接作用于骨骼肌细胞表面上的脂肪酸受体，从而造成一系列炎症反应及其他影响，导致骨骼肌细胞的胰岛素敏感性下降。目前已知的脂肪酸受体分为两类，一类是 Toll 样受体，另一类是 G 蛋白偶联受体。而骨骼肌细胞主要表达 Toll 样受体。但对于骨骼肌上脂肪酸受体的研究仍然不清楚，这也是未来研究骨骼肌对血脂代谢调控的主要方向之一。

骨骼肌为机体的运动提供源源不断的能量，是需要糖和脂质作为原料的。因此，适当的运动可以有利于骨骼肌消耗人体内过剩的脂质，这既可以促进骨骼肌细胞对血脂的吸收与代谢，也能提高骨骼肌细胞的胰岛素敏感性，避免糖尿病和相关代谢性疾病的发生和发展。

（张聪研　张雪琳　刘平生）

第3章 运动处方的建立流程

3.1 运动治疗心血管疾病的基本原则

3.1.1 心血管疾病选择运动方式的总原则

1. 心脏风险优先考虑

2. 运动设计的要素

（1）耐力训练 / 消耗训练。

（2）运动的强度。

（3）运动的时间。

（4）运动的总量。

3. 心脏功能是基础

4. 肺功能是重要参数

5. 机体运动条件是主体

6. 兴趣爱好是推手

7. 生活环境是依托

8. 避免把运动变成劳动、负担

（1）劳动不能代替运动。

（2）体力劳动者仍需适当补充协调运动。

（3）运动以愉悦为背景、不能强求。

（4）运动疗法是不断监测评估的过程。

3.1.2 针对病理基础运动疗法的基本原则

（1）发病风险因素：血脂、肥胖、代谢异常（以消耗、激发式运动为主，从低强度长时间运动逐渐演变到高强度短时间）；精神心理（情景判断式运动或者社交式运动，手脑眼共用原则）。

（2）单纯高血压：达到全身兴奋、机体充分放松的原则。

（3）组织缺血：低强度多次运动，训练组织耐缺氧能力、促进侧支循环形成。

（4）心功能不全：分级有氧运动，递进式运动，缺血性严重心功能不全（床上、柔性、吸氧运动）。

（5）合并运动障碍：肢具辅助，安全保证。

（6）合并脑卒中高危的人群：被动运动或者协助运动。

（7）运动失功人群：被动运动，如叩击、按摩、悬吊床等。

3.1.3 自我健康状况评估

（1）自我运动习惯评估：如不运动、偶然、经常、坚持、高强度。

（2）自我运动能力评分：

① I 级：短走 / 上一层楼梯喘气；

② V 级：可以慢跑大于 20min；

③ X 级：全场球赛 / 完成半程马拉松比赛。

（3）运动极限的表现：气短、极度口渴饥饿、呼吸困难、眼冒金星、心慌、胸痛、濒死感、晕厥、抽筋、关节痛、下肢肿。

（4）运动后恢复体力时间：15min、30min、1h、2 ~ 4h，12h，1天，2 ~ 4天、1周。

（5）运动后习惯：静坐、慢走、大量饮水、饱餐、卧床休息、吸氧。

（6）最剧烈运动：快走、慢跑、快跑、爬山、对抗运动、冲刺运动、极限运动。

3.1.4　运动能力综合评估

（1）自主运动：

① 零负荷运动；

② 轻负荷运动；

③ 中体力运动；

④ 重体力运动；

⑤ 加耐力运动。

（2）协助运动：

① 完全被动活动；

② 部分帮扶；

③ 完全帮扶；

④ 肢具。

（3）运动能力失功：

① 肢体外科性失功：肢体缺失、创面、畸形；

② 神经性失功：中枢性、截瘫、小儿麻痹、神经元病、癫痫；

③ 心源性失功：心功能不全四级。

3.1.5　医学专业角度评估

1）机体耐缺氧能力评估

① 憋气到不能耐受的憋气时间，最低 SaO_2；

② 呼吸多少次 SaO_2 恢复初始值；

③ 6 分钟步行试验。

2）心肺、血管功能评估

（1）肺功能评估：

①动脉血气分析；

②肺功能；

③6分钟步行试验；

④胸部CT。

（2）心功能评估：

①运动平板试验；

②心脏超声；

③动态血压、动态心电图；

④BNP，CRP、Hcy；

⑤心输出量（CO）；

⑥心肺适能（Cardiorespiratory fitness，CRF）。

3）运动器官评估

4）运动安全评估

5）运动人文环境评估

3.1.6 运动预期

（1）理想运动方案的衡量标准：增强体力、改善心血管状态、增加心功能储备。

（2）阶段性治疗目标。

（3）改进方案：上调／下调。

（4）可能出现的风险与并发症。

（5）辅助的医疗手段：药物、吸氧、监测、除颤。

（6）风险预警方式及急救联络方式。

3.2　运动治疗方案的时间阶段程序

制定运动治疗方案包括两个时空过程。一个是各个阶段的程序安排，也就是每个时间段的具体安排；另一个是完成每一次运动治疗过程中分时段设计运动强度。

本节重点讨论时间阶段的程序安排，针对每一个受试者，我们将运动治疗过程的一个周期划分为：评估阶段、训练阶段、治疗阶段、调整阶段、升级阶段五个阶段。

每个阶段都有一定的重点，流程化标准处理可以保证运动方案的精确性，也是保证运动治疗安全的基础。表 3.2.1 强调每个阶段的重点工作。

表 3.2.1　每个阶段的重点工作

	评估阶段	
医学数据	运动基础	运动爱好

	训练阶段	
药物调整	肌体适应性	监测数据分析

	治疗阶段	
观察并发症	鼓励坚持	记录完整

	调整阶段	
数据分析	主观感觉	医学检查

	升级阶段	
安全性评估		逐级强度增加量

3.3　不同心血管疾病运动疗法单次治疗的时程安排特点

循环系统病态之下的运动疗法与健康人群心血管疾病的运动心血

管保健是两个概念。对于健康人群运动保健，由于个体之间的基础条件不同，只要身体条件允许，严格要求运动的时程没有太大的意义，需要提醒两点：①定期专业评估心血管状态；②对多数人来说，长期极限运动不适宜作为心血管保健的方法。

虽然循环系统疾病的最终结果一致：导致组织供血异常、代谢紊乱。但是，各个病种之间的病理生理过程有非常大的差异。在各个病理阶段的心功能状态也有非常大的差异。因此，在制定运动治疗方案时，首先要遵循个体化原则。为了有利于大多数人群的选择判断，以下列举各个病种的基本病理生理特点，仅仅用于总体参考。

高血压：常常合并代谢异常，如肥胖、高血脂、代谢综合征、脑卒中、肾功能异常、心血管疾病等。因此，评价高血压一定注意其并发及伴发疾病，而且还要注意其分期。

心肌缺血：缺血多数是冠心病、少数是冠脉肌桥或者畸形。缺血一定注意缺血的程度、是否经过血流重建治疗、心脏功能受损情况、是否严重药物依赖、是否高强度抗凝、有没有肺高压等。

心力衰竭：有急、慢性之分，有左、右心，全心衰之分，有心衰级别之分，有是否有终末期辅助治疗之分，有是否合并严重心律失常之分，有是否药物依赖之分，有生存环境好坏之分，所以一定认真甄别。

对于已经确诊心血管疾病的受试者，运动疗法必须经过科学的评估、适度的设计，否则容易适得其反。由于心血管疾病病种复杂、病程漫长、治疗手段多样、社会生活教育背景各异。因此，个体化原则非常重要。也就是说专业化的指导非常必要。

为了便于理解掌握，我们将一个运动过程分为四个阶段：准备阶段、激发阶段、维持阶段、放松阶段。各个阶段的要点及病理生理特点总结见表 3.3.1。

表 3.3.1　运动阶段的要点及病理生理特点

运动阶段	要点及病理生理特点
准备阶段	服药、测血压、心率、饱和度、检查运动装备
激发阶段	选择运动方式、设定运动强度、预估运动量
维持阶段	自测或自评生命体征、出汗、心率变化
放松阶段	逐渐放松、适当补液及食物、测量体重丢失

　　运动时程安排：衡量运动的总体效果要以心脏的受益度为基本原则，不能盲目要求运动的总量与强度，更不能以健身的标准来衡量。运动的频次可根据受试者自身的感受进行自我调整，运动总量也需接受医生的监控和遵医嘱。但是，单次运动的效果决定总体运动效果，应该予以充分设计。图 3.3.1 提供了各个阶段的时间以及运动强度变化的基本原则，具体运动方式，要根据自己的爱好、运动基础、运动环境来设定。

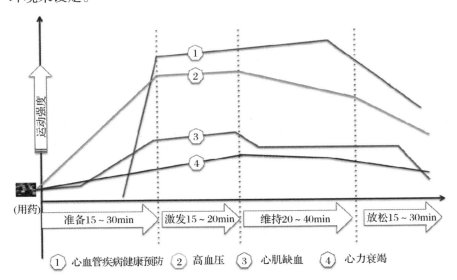

图 3.3.1　不同疾病各个阶段的运动强度

心血管疾病运动方式、强度的选择：运动方式、强度对每个人不是绝对的，对每个病种也不是绝对的，表3.3.2为几种常见的运动方式，仅供参考。

表3.3.2　各病种运动方式推荐

病种	运动方式推荐
高血压	长跑、爬山、球类、游泳、踢毽子
心肌缺血	快走、慢跑、慢节奏球类非竞技、太极
心力衰竭	慢走、快走、携氧运动、太极拳、门球
心血管健康保健	所有有氧运动、技能运动

运动处方的流程、要素见图3.3.2、图3.3.3。

运动能力自我评估、血管疾病专科运动处方、运动效果自我评估见表3.3.3、表3.3.4、表3.3.5。

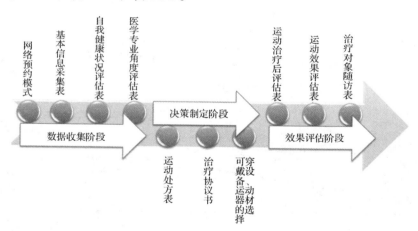

图3.3.2　运动处方的流程

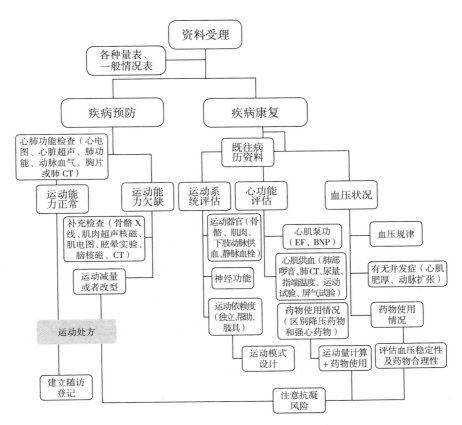

图 3.3.3 运动处方的要素

表 3.3.3 运动能力自我评估

姓名		年龄 ___岁	性别 男 女	ID 编号	
就诊目的	◆ 我刚发现有心血管疾病，希望早期防治 ◆ 我由于心血管疾病刚从医院出院，需要康复 ◆ 我是心血管疾病患者，希望增加运动治疗 ◆ 我希望评估调整一下运动治疗方案				
我的运动经历	◆ 经常参加体育比赛 ◆ 年轻时有很好的运动成绩或者运动员 ◆ 坚持规律性专业健身或者户外运动 ◆ 经常散步、跳广场舞和交谊舞等低强度运动 ◆ 我喜欢安静养生				
运动治疗史	◆ 有运动史，但没有接受过运动治疗 ◆ 接受过康复治疗，没有坚持				

姓名		年龄 ___ 岁	性别 男 女	ID 编号	

运动治疗史	◆ 以前没有运动健身经历
	◆ 我是运动治疗受益者

我的运动环境	◆ 我经常独自去运动
	◆ 我经常与同事、朋友或者家人一起运动
	◆ 我有水平相当的运动群体组织
	◆ 我工作单位或者所住社区有运动场所
	◆ 我家附近有专业活动场所
	◆ 我在附近街道、河边、公园可以散步
	◆ 没有理想的活动环境

运动器官评估	骨骼肌肉	近期骨折　人工关节　关节融合　骨质疏松　肌腱固定 截肢　肌肉外伤　肌肉状态（薄弱　中等　强壮）
	神经系统	卒中后遗症偏瘫　截瘫　神经元病　共济失调　记忆减弱
	协调性	好　　稍好　　中等　　一般　　差
	灵敏度	好　　稍好　　中等　　一般　　差

运动能力自我评估	无活动能力　基本自立　偶有活动　间断活动
	经常活动　健身型
	自觉运动能力：差　稍差　中等　良好　优秀

我的最强运动记录	长跑_____米；　　游泳_____米；　　骑行_____米；
	爬山_____米；
	球赛（篮、足、羽、乒、网）　全场　半场；跳舞：____小时；
	其他：_____

我的运动意外	心律失常	心慌　漏跳　头晕　气短　大汗　濒死感 确诊（房性期前收缩　室上性心动过速　室性期前收缩 室性心动过速　心室颤动）
	急性心衰	胸闷　气短　呼吸困难　端坐呼吸　咳泡沫痰 急救
	心绞痛	程度：轻度　中度　重度　　次数：有过　偶发　频发 结果：休息缓解　药物缓解　医院治疗缓解　急诊住院
	急性胸痛	原因不明　与体位（有关　无关）　呼吸困难（有　无）
	下肢跛行	无症状　跛行500m　跛行1000m　静息痛　溃烂
	晕厥	次数：____次；　　　　持续时间：____分； 原因：不明　明确_____
	下肢水肿	运动后肿　运动后加重　自行消失　药物治疗后消失

续表

姓名		年龄 ＿＿岁	性别　男　女	ID 编号	
我的运动意外	哮喘	运动后哮喘　运动后加重　经常发作　偶有发作　需要药物或者吸氧			
	肌肉痛	酸痛　韧带拉伤　血肿　有瘀血　遗留问题＿＿＿＿＿			
	骨折	时间：＿＿年　　后遗症：无　有＿＿＿＿＿			

我的运动喜好

◆ 我喜欢：室内静态运动　　场地运动　　户外运动
◆ 我喜欢：单独运动　　结伴运动　　集体运动
◆ 我喜欢：个人耐力运动　　对抗运动　　竞技运动
◆ 我需要：专业运动指导人员全程指导　　只需要运动处方　　间断咨询

绷腿　勾脚　屈腿　弓腰　散步　瑜伽　太极圈　八段锦　书法绘画
哑铃杠铃　弹簧　橡皮筋

快走　踢毽子　小区健身广场　广场舞　骑车　空竹　甩大鞭　爬楼梯

慢跑　非比赛乒乓球　非比赛羽毛球　运球　跳绳　平板支撑　武术　俯卧撑
仰卧起坐

爬山　游泳　对抗性乒乓球　对抗性羽毛球　鬼步舞　击剑　拳击　摔跤

篮球　足球　网球　越野　攀岩　马拉松　极限运动

表 3.4　心血管疾病专科运动处方

姓　名		年龄 ＿＿岁	性别　男　女	ID 编号	
心血管诊断		冠心病　瓣膜病　心律失常　心肌病　大动脉疾病周围动脉疾病　静脉疾病　肺栓塞/肺高压　复合性心血管病			
主要伴发病		脑卒中　肾功能不全　骨关节病变　严重视力/听力异常老年痴呆严重营养不良　肥胖　其他疾病：＿＿＿＿＿			
心血管评估	心脏整体功能	NYHA 分级：Ⅰ级　　Ⅱ级　　Ⅲ级　　Ⅳ级			

姓　名		年龄　＿＿＿岁	性别　男　女	ID 编号	
心血管评估	心脏瓣膜返流	轻度无症状　中度无症状　中度有症状　重度　联合瓣膜病 有急性心力衰竭史　有手术史			
	冠脉血管供血	轻度无症状　中度无症状　中度有症状　重度 血管重建后: 冠脉搭桥　支架植入　球囊扩张（一般、理想、优）			
	心肌病变	心肌病　　室壁瘤　　缺血性顺应性降低 正常　　　EF: 40% ~ 50%　　　EF: < 40%			
	下肢缺血	无症状	跛行 500m	跛行 1000m	静息痛	溃烂
	大动脉风险	动脉瘤: 观察期　高危期　合并附壁血栓　治疗后（腔内、开放手术） 动脉夹层: （急性　亚急性　慢性）　治疗（腔内开放）（彻底纠正　部分纠正）			
	静脉血栓风险	急性期　　慢性期　　血栓活动　　血栓相对静止 完全再通　部分再通　临时滤器　　永久滤器			
运动能力评估	骨骼肌肉	近期骨折　人工关节　关节融合　骨质疏松　肌腱固定　截肢 肌肉外伤　肌肉状态（薄弱　中等　强壮）			
	神经系统	偏瘫　截瘫　神经元病　共济失调　记忆减弱			
	运动基础	无活动能力　基本自立　偶有活动　间断活动　经常活动 健身型 自觉运动能力: 　差　稍差　中等　良好　优秀			
运动需求分层	第一层	改善循环，避免压疮			
	第二层	增加代谢量，轻度增加心肺循环			
	第三层	增加肌肉力量，增加心肺功能储备			
	第四层	强化体力，全血管兴奋，充分放松			
	第五层	规律健身常态化，全负荷运动			
	N 层	精神思维转移运动法			

运动参数的选择

心率	基础心率　＿＿＿＿BPM　目标心率　＿＿＿＿BPM　持续时间　＿＿＿＿分钟	
出汗	微汗　　　　　额头颈部湿 发际滴汗　　　全身大汗	持续时间　＿＿＿＿分钟

续表

姓　名		年龄 ＿＿＿岁	性别　男　女	ID 编号	
呼吸	呼吸均匀　　呼吸加快 轻微气短　　呼吸困难		持续时间 ＿＿＿＿分钟		
运动条件选择	携氧　氧吧　不携氧　心率监测　血压监测　SaO_2 监测 床上专业人员看护　　室内他人看护　　　室内自主 近距离场地　　　独立远距离　　　　户外				
运动总量建议	＿＿＿＿MET		本疗程周期 ＿＿＿＿周		

建议穿戴设备

全套心电监测　　遥控心电　　动态血压　　动态心率
电极 APP　　腕式（血压、心率、SaO_2）　　体表温度计　　运动手杖　　药物

运动终极目标

6 分钟步行距离＿＿＿＿m　　体力增加＿＿＿＿%　　气短减少＿＿＿＿%
血压稳定性：不变　改善　明显　　　　睡眠：不变　改善　明显
血糖：不变　改善　明显　　　　　　　饮食：不变　改善　明显
精神状态：不变　改善　明显　　　　　体重：不变　增加　减少

运动风险告知

$SaO_2 <$ ＿＿＿%　　HR > ＿＿＿BPM　　BP < ＿＿＿mmHg，> ＿＿＿mmHg
心绞痛（可疑　轻度　明显）　呼吸困难（轻度休息即可缓解　明显需终止运动）
心慌（轻度　明显　伴有期前收缩　不能耐受）　胸闷（轻度休息可缓解　压迫
感终止运动）

推荐运动项目

绷腿　勾脚　屈腿　弓腰　散步　瑜伽　太极圈　八段锦　书法绘画　哑铃杠铃
弹簧　橡皮筋

快走　踢毽子　健身广场设备　广场舞　骑车　空竹　甩大鞭　爬楼梯　俯卧
撑　仰卧起坐

慢跑　非比赛乒乓球　非比赛羽毛球　运球　跳绳　平板支撑　武术

爬山　游泳　对抗性乒乓球　对抗性羽毛球　鬼步舞　击剑　拳击

篮球　足球　越野　马拉松　极限运动

处方日期：　　　年　　月　　日　　　　复诊时间：　　　年　　月　　日

表 3.3.5　运动治疗效果自我评估

姓　名		年龄 ＿＿＿＿岁	性别　男　女	ID 编号	
就诊目的		◆ 我刚发现有心血管疾病，希望早期防治 ◆ 我由于心血管疾病刚从医院出院，需要康复 ◆ 我是心血管疾病患者，希望增加运动治疗 ◆ 我希望评估调整一下运动治疗方案			
我的运动经历		◆ 经常参加体育比赛 ◆ 年轻时有很好的运动成绩或者运动员 ◆ 坚持规律性专业健身或者户外运动 ◆ 经常散步、跳广场舞和交谊舞等低强度运动 ◆ 我喜欢安静养生			
运动治疗史		◆ 有运动史，但没有接受过运动治疗 ◆ 接受过康复治疗，没有坚持 ◆ 以前没有运动健身经历 ◆ 我是运动治疗受益者			
我的运动环境		◆ 我经常独自去运动 ◆ 我经常与同事、朋友或者家人一起运动 ◆ 我有水平相当的运动群体组织 ◆ 我工作单位或者所住社区有运动场所 ◆ 我家附近有专业活动场所 ◆ 我在附近街道、河边、公园可以散步 ◆ 没有理想的活动环境			
我的运动意外	心律失常	心慌　漏跳　头晕　气短　大汗　濒死感 确诊（房性期前收缩　室上性心动过速　室性期前收缩 室性心动过速　心室颤动）			
	急性心衰	胸闷　气短　呼吸困难　端坐呼吸　咳泡沫痰　急救			
	心绞痛	程度：轻度　中度　重度　　次数：有过　偶发　频发 结果：休息缓解　药物缓解　医院治疗缓解　急诊住院			
	急性胸痛	原因不明　与体位（有关　无关）　呼吸困难（有　无）			
	下肢跛行	无症状　跛行 500m　跛行 1000m　静息痛　溃烂			
	晕厥	次数：＿＿＿＿次；　　　　　　　持续时间：＿＿＿＿分； 原因：不明　明确＿＿＿＿＿＿＿＿＿＿			
	下肢水肿	运动后肿　运动后加重　自行消失　药物治疗后消失			
	哮喘	运动后哮喘　运动后加重　　经常发作　偶有发作 需要药物或者吸氧			
	肌肉痛	酸痛　韧带拉伤　血肿　有瘀血　遗留问题＿＿＿＿＿			
	骨折	时间：＿＿＿年　　后遗症：无　有＿＿＿＿＿			

续表

姓　名		年龄 ＿＿岁	性别　男　女	ID 编号	
我的最强运动记录		长跑＿＿米；　　游泳＿＿米；　　骑行＿＿米； 爬山＿＿米； 球赛（篮、足、羽、乒、网）全场　半场；跳舞：＿＿＿小时； 其他：＿＿＿＿＿＿＿＿＿＿＿			
运动器官评估	骨骼肌肉	近期骨折　人工关节　关节融合　骨质疏松　肌腱固定　截肢 肌肉外伤　肌肉状态（薄弱　中等　强壮）			
	神经系统	卒中后遗症偏瘫　截瘫　神经元病　共济失调　记忆减弱			
	协调性	好　　稍好　　中等　　一般　　差			
	灵敏度	好　　稍好　　中等　　一般　　差			
运动能力自我评估		无活动能力　基本自立　偶有活动　间断活动 经常活动　健身型 自觉运动能力：差　稍差　中等　良好　优秀			

我的运动喜好

◆ 我喜欢：室内静态运动　　场地运动　　　户外运动
◆ 我喜欢：单独运动　　结伴运动　　集体运动
◆ 我喜欢：个人耐力运动　　对抗运动　　竞技运动
◆ 我需要：专业运动指导人员全程指导　　只需要运动处方　　间断咨询

绷腿　勾脚　屈腿　弓腰　散步　瑜伽　太极圈　八段锦　书法绘画 哑铃杠铃　弹簧　橡皮筋
快走　踢毽子　小区健身广场　广场舞　骑车　空竹　甩大鞭　爬楼梯
慢跑　非比赛乒乓球　非比赛羽毛球　运球　跳绳　平板支撑　武术　俯卧撑 仰卧起坐
爬山　爬楼梯　游泳　对抗性乒乓球　对抗性羽毛球　鬼步舞　击剑　拳击 摔跤　骑马
篮球　足球　网球　越野　攀岩　马拉松　极限运动

　　运动治疗过程医用监测表、运动治疗中风险评估及应对见表 3.3.6、表 3.3.7。

表 3.3.6　运动治疗过程医用监测表

第（　　　）次

姓　　名		年龄 ___ 岁	性别　男　女		ID 编号	
记录时间	— —	开始时间	— —		次　数	
受试者陈述	运动效果：差　　　一般　　理想 方案承受度：难　　稍难　　没问题　　轻松 下一阶段期望量：　　终止　　减量　　维持　　加量					
方案完成情况	没有安成　　　基本完成　　　理想完成　　超额完成					
受试者依从度	差　　　　一般　　　理想					

治疗过程中各个系统反应

心血管评估	基础血压 与心率	血压：降　升　不变　　　　心率：降　升　不变	
	吸氧依赖度	不需要　　偶然需要　　经常需要　　持续吸氧	
	胸闷	轻度无症状　中度无症状　中度有症状　重度	
	气短	没有　　运动末期有　　运动中都有　　一直有	
	心绞痛	轻度无症状　中度无症状　中度有症状　重度　就医 住院治疗	
	晕厥	有　　没有　　可疑　　就医　　住院治疗	
	下肢水肿	没有　　轻度　　重度　　用药　　就医	
	胸背痛 与心电图	胸背痛：有　　没有　　可疑　　就医　　住院治疗 心电图：心率问题　　心律问题（房性期前收缩　室性期前收 缩　心房颤动）　　ST 段改变	
	跛行	无跛行　　跛行 500m　　跛行 1000m　　静息痛	
	心脏体检	心肌活动正常　室壁瘤　缺血性顺应性降低　其他：_____ EF：_____%　　　增加　　不变　　降低	
运动能力评估	骨骼肌肉	腿痛　腰痛　脊背痛　颈椎痛　就医咨询　接受治疗	
	受伤情况	没有　意外伤　自然伤　影响运动治疗　不影响运动治疗	
	神经系统	麻木　踩棉花　行走不稳　视物不清　单侧/双侧　偶发/经常	
	受助情况	无活动能力　基本自理需陪护　基本自理　完全自理　安全户外	
全身情况	皮肤	面色：光泽　苍白　灰暗　发绀　眼睑水肿	
	体重	增加　　没变　　减少　　消瘦	
	睡眠	改善/不变　　　　好　一般　失眠　需要药物	
	精神状态	无变化　　改善　　变差	

续表

姓　　名		年龄 ＿＿＿ 岁	性别　男　女	ID 编号
全身情况	工作效率	提高　　　不变　　　影响工作　　　无作息性工作		
	消化	食欲：　　　无变化　　　改善　　　变差 大便：　　　无变化　　　改善　　　变差		
	用药情况	降压／扩冠／抗凝／降糖／降脂／镇静　　　　新增／加量／ 减量／停药		
	血糖血脂	血糖：降　升　　不变　　　　血脂：降　升　　不变		
现有运动分层	第一层	改善循环，避免压疮		
	第二层	增加代谢量，轻度增加心肺循环		
	第三层	增加肌肉力量，增加心肺功能储备		
	第四层	强化体力，全血管兴奋，充分放松		
	第五层	规律健身常态化，全负荷运动		
	N 层	精神思维转移运动法		

下一阶段运动处方建议

运动量调整幅度	＋　－　　（　　）％　　1 倍　　1.5 倍　　2 倍　　3 倍	
运动总量建议	＿＿＿＿＿MET　　　　本疗程周期＿＿＿＿＿周	
心率	基础心率＿＿＿＿BPM　目标心率＿＿＿＿BPM　持续时间＿＿＿＿分钟	
出汗	微汗　　额头颈部湿 发际滴汗　　全身大汗	持续时间＿＿＿＿＿分钟
呼吸	呼吸均匀　　呼吸加快 轻微气短　　呼吸困难	持续时间＿＿＿＿＿分钟
运动条件选择	携氧　氧吧　不携氧　心率监测　血压监测　SaO_2 监测 床上专业人员看护　　室内他人看护　　室内自主 近距离场地　　　独立远距离　　　户外	
下次回访时间	—　　—　　—	

表 3.3.7　运动治疗中风险评估及应对

系统	运动中表现	风险及处理决策
循环系统	气短、多汗、乏力、胸闷、心慌、视物模糊、眼黑、血压升高、心脏漏跳	轻度危险 休息、降压、扩张冠状动脉（硝酸甘油、硝苯地平）

续表

系统	运动中表现	风险及处理决策
循环系统	心前区压迫感、心绞痛、颈部发紧、胃痛、严重口渴、血压大幅度升高、大汗	中度危险 终止运动、吸氧、服药、电话咨询
	呼吸困难、端坐呼吸、咳泡沫痰、腹泻、心绞痛不缓解、淡漠	严重危险 紧急送医、呼救、药物治疗
呼吸系统	气短、气粗、咳嗽、口渴、气急	轻度危险 休息、吸入支气管解痉药物
	呼吸困难、哮喘、咳痰、休息不缓解、痰中血丝	中度危险 终止运动、吸氧、吸入药物、服药
	哮喘持续、口唇发绀、面部发青/苍白、肺部湿啰音、咯血	严重危险 紧急送医、药物治疗
神经系统	头晕、肢体乏力、视物模糊变形、头痛、遗忘	轻度危险 休息、降低运动强度
	行走不稳、单侧肢体麻木、眩晕、步态改变、频繁打哈欠、剧烈头痛、烦躁	中度危险 终止运动，急诊就医
	晕厥、摔倒、肢体失功、语言障碍、呛咳、昏迷、瞳孔异常、抽搐	严重危险 紧急送医、呼救、药物治疗
运动系统	肌肉酸痛、扭伤、外伤、抽筋、轻度跛行、手抖、轻度腰腿痛	轻度危险 拉伸、冰敷、包扎、理疗
	关节肿胀、关节绞索、运动限制、水肿、严重跛行、突发单侧腰腿痛	中度危险 预约就医专科评估
	骨折、静息痛、巨大血肿、出血不止需要缝合	严重危险 急诊就医
消化系统	腹部不适、恶心、腹痛、腹胀	轻度危险 休息、排除心脏原因，可以继续活动
	呕吐、腹泻、腹痛持续不缓解	中度危险 终止运动、补充电解质、排除感染
	呕血、便血、黑便、腹部发硬	严重危险 紧急送医

3.4 开展运动治疗要本土化

运动治疗，尤其是心血管疾病运动疗法，它不是专业性运动或者体育运动，运动变成了调节身体机能状态的手段，它面临的是病态的受试者，不要求美学、技艺、时间及总强度，而是以身体的反应作为标准。因此，运动方式不拘形式。我国部分医疗机构延续国外的一些模式，从运动形式到监测手段都不太适用于我国人群，运动过于依赖医疗器械，监测手段以仪器为主，有明显追求商业利润的倾向。缺乏大众化，不利于受试者在日常生活中通过自我管理、自我运动的方式来达到运动治疗的效果。

因此，开展运动治疗一定要建立一套适用于本国国民具体情况的本土化、个体化、便利化的体系。

开展运动治疗要本土化应坚持以下总体原则：

（1）可行性、持久性、新鲜性、吸引力。

（2）避免运动处方僵硬模式。

（3）只定运动类型方向，不拘于具体形式。

（4）考虑受试者自身的人文环境。

（5）以身体反应作为判断指标。

中国人群运动的特点：①静态为主：受传统文化礼仪的影响，中国人群更喜欢中庸、内敛、安静，所以对比较激烈的运动、群体的运动、竞技运动选择概率相对低；②运动形式单一：受中国经济发展水平的影响，中国的体育项目发展比较晚，人们的生活水平与生活质量提升的也比较晚，到目前为止，很多人对运动的概念仍然停留在散步或者单纯的走与跑；③民间运动多样化：其实百姓中散在的半游戏半运动的运动形式并不少，但是，缺乏整理推广，更缺乏科学评估提高，本质上这种活动更容易被接受；④缺乏运动监测：多数人认为运动有益，不相信也没有条件监测或者分析评估，同时也缺乏运动评估的社会组织；⑤场地局限、器材使用率低：早期建设的社区环境密集，公共空间被停车场占用，没有配套室内健身区，另外，已经配置健身设备使用率还比较低；⑥运动与劳动不分：这是个普遍的现象，很多人感觉自己工作一天已经很累或者已经步数过万，已经完成了运动量。相反，一部分人运动强迫症，如果少一次运动会感觉自己少活很多天。

中国百姓身边的运动：目前常见的运动模式从人员结构上看有三种，即单人运动、社会群体运动和家庭运动。我国民间的运动形式更多的适合小范围活动，如散步、快走、跑步、倒走、五禽戏、把玩、书法、乐器、跳绳、爬楼梯、登山、体操、八段锦、太极、瑜伽、压腿、气功、平面支撑、仰卧起坐、俯卧撑、踢毽子、跳绳、甩大鞭、抖空竹等。这些运动的特点主要是简单易行，不需要过大的场地和经费支持，应该大力倡导、研究、推广。但是，它们也有缺点，运动量稍弱、运动的激发力不足。所以，需要一些强度稍大的活动来弥补，如广场舞、拔河、乒乓球、羽毛球、篮球、健康广场、足球、网球、高尔夫球等。

现有常用运动器材：受国民经济和认识水平的限制，目前百姓接触的运动器材比较简单、安全性差，一些比较新式的运动器材还局限于医疗机构、康复中心、健身机构。虽然，近年来国家投入较大，但是距离实际需要还有很大差距。目前常用的设备有手杖、球类（乒乓球、门球、羽毛球）、握/拉力器、哑铃、大气球、毽子、甩大鞭、抖空竹、自行车、大绳、武术器具（棍、剑、刀、枪），虽然形式有限，但是只要合理地优化、设计、宣传，更容易被接受，更容易尽快发挥作用。鉴于疾病影响的部位不同，需要特殊的运动方式来帮助相关部位康复，特殊运动形式及其意义和不正确运动治疗的危害见表 3.4.1、表 3.4.2。

表 3.4.1　特殊运动形式及其意义

类型	运动方式举例	意义
呼吸相关肌群运动	深呼吸、腹式呼吸 憋气、自主咳嗽 耐力运动 间接运动：俯卧撑、双手悬吊、仰卧起坐	对于慢性阻塞性肺疾病患者，可以增加肺的供氧质量，有益心肺功能
卧床肢体运动	悬带牵拉 蹬踏运动 绷腿、勾脚、弓腰、抬头、抱咳 被动运动：悬吊、叩背、翻身、伸曲、按摩	对于严重心功能不全的患者，早期活动可以改善循环和组织灌注，促进恢复良性代谢，非常有益于康复
休闲不经意运动习惯	勾脚、绷腿、弓腰、挪臀 足部操、踝泵运动 活动手指、握球 仰头、转头	减少血栓及代谢产物堆积；减少肌肉韧带长期不良位置劳损
上肢运动	手杖 握力器 摔鞭、摔带 俯卧撑、双手悬吊、仰卧起坐	对于下肢瘫痪失功或者一过性制动的人群，保持上肢运动可以很好地促进血液循环
意识转移活动	书法、棋类 球类竞技活动 群体活动 攀爬 瑜伽、太极	通过运动方式达到意识转移，可以达到很好的心理减压作用。基本原则是手、脑、眼并用
腰腿减少负重运动	游泳 骑行 被动运动 手杖、人工外骨骼	腰痛及下肢关节痛是常见问题，制约很多人运动，选择好的运动方法非常重要

表 3.4.2 不正确运动治疗的危害

常见错误观念	运动替代药物；两者应该动态结合
	过度运动：对心血管疾病受试者有害
	错误运动：不正确的运动方式可能导致缺血加重和组织坏死
	饥饿＋运动减肥：造成代谢紊乱，对心血管负面影响大
	减肥药：降糖、降脂药，中药减肥
不良后果	心功能降低，甚至出现急性心衰
	动脉栓塞、肺栓塞等
	血压、心率稳定性更差；脑卒中
	肢体溃烂：如出现糖尿病足
	运动伤：胃溃疡、咯血
	体重反弹、肝中毒

（张红超）

第4章 运动疗法在心血管疾病中的实际运用

4.1 心血管疾病指南中对运动的认识

近年来，我国心血管疾病患病率仍处于上升阶段，每年因心血管疾病致死致残人数居高不下，给个人、家庭甚至社会带来了沉重的负担。目前心血管疾病已经受到社会各界的广泛关注，如何更好地预防疾病，辅助治疗以及愈后康复，全面提高患者健康水平、生活质量以及延长寿命，成为备受大家关注的焦点。因此，以"运动"为核心的预防、治疗以及康复理论和实践体系逐渐成熟。运动不仅是健身塑形的有效手段，也是防病治病的有力措施，已经获得越来越多的循证医学证据支持。美国心脏协会（AHA）、美国心脏病学会基金会（ACCF）、欧洲心脏病学会（ESC）和欧洲心血管预防和康复协会（EACPR）通过收集并整理了大量临床研究和系统评价结果，经过充分讨论，推出了包含运动内容的心血管疾病预防和康复指南，中华医学会心血管疾病学分会、中国康复医学会心血管疾病专业委员会和中国老年学学会心脑血管疾病专业委员会也先后推出了《中国心血管疾病预防指南》（以下简称《指南》）、《冠心病心脏康复/二级预防中国专家共识》等。在这些心血管疾病指南中，都着重提出了运动在心血管疾病一级和二级预防中的重要作用，有助于我们认识运动在心血管疾病中的价值，发挥运动在心血管疾病预防治疗中的作用。

在大众意识中，往往将身体活动和运动这两个概念混淆，很多人将自己在一天工作生活中步行、爬楼以及搬运都当做运动，比如微信、微博等运动榜上的步数排行。让我们回顾一下世界卫生组织关于身体活动和运动的定义：身体活动是指在静息基础上身体骨骼肌收缩导致能量消耗增加的任何活动，包括家务活动、职业运动、交通活动和休闲活动；运动是一种有目的、有计划、可重复的多个大肌群参与的，旨在促进或增加心肺耐力、肌肉力量、平衡性和柔韧性的身体活动。根据上述定义，我们可以认为运动是身体活动的一种形式，但身体活动不一定是运动。比如类似步数排行榜这种身体活动，它无事先计划，无可重复性，也无目的性或者系统性。因此，在心血管疾病的预防治疗中，我们需要充分理解运动的含义，掌握相关运动指标，通过测量记录身体反应，针对个人制定合理的运动方案，才能做到有的放矢，享受运动带来的福利。

在中国以及欧美发布的多篇指南中，都详细描述了运动缺乏造成的不良后果，以及运动获益和相关机制。

研究显示，长期缺乏运动可以导致肌纤维萎缩、肌肉力量下降和肌肉体积减小，肌肉氧化能力随之下降，最终导致运动耐量降低和体能明显下降。日常规律活动并不能够替代运动训练，《指南》中明确提出如果停止运动训练 4 ~ 6 周，最大摄氧量也会显著下降，对心肺功能产生不利影响，糖耐量、胰岛素敏感性、代谢清除率也会随着年龄增长逐步降低或减少。缺乏运动会增加罹患糖尿病、高脂血症等疾病的风险，体重超重的可能性也会显著增加，这些都是导致心血管疾病的危险因素。老年心血管疾病患者缺乏运动导致体能（肌肉群和身体机能）进一步下降，如果最大摄氧量下降到不能维持日常活动的阈值以下（如站立坐下、穿越街道、爬楼梯等能力受到影响），老年患者的生活质量将明显下降。甚至有的老年患者即使肢体活动自如,但丧失了日常生活能力,同样意味着处于残疾状态。

根据机体提供能量时有无氧的参与,运动可分为有氧运动和无氧运动。有氧运动通常是大肌肉群参与,持续运动数分钟以上,如快速步行、跑步、游泳及骑车等,能量代谢以糖和脂肪有氧氧化为主,是《指南》中推荐的重要运动方式。而无氧运动通常直接利用腺苷三磷酸 - 磷酸肌酸和无氧糖酵解功能,持续运动时间较短,如冲刺和举重等。在适合的有氧运动强度下,随着运动强度增加,心率、摄氧量和血压都会有不同程度的上升。在制定个体化运动方案时,需要对这三个指标进行监测,避免运动超极量导致机体损伤。摄氧量是机体运动时每分钟摄入体内参与能量代谢的氧气量,监测过程中可以测量平均值及峰值。它与年龄和性别相关,在 25 ～ 30 岁时达到巅峰,以后逐年下降,女性摄氧量往往低于男性,心血管疾病患者显著低于健康人群。运动时副交感神经活性下降,交感神经活性增加,心率加快,《指南》中提出:健康人群最大预测心率 =220- 年龄,多数运动方案认为运动时达到 80% 预测心率即可。运动停止后心率应逐渐恢复正常,以运动停止后即刻心率和运动中心率的差值表示,通常 > 12 次 /min。有氧运动时外周组织器官血氧需求增加,心排出量也随之增加,血管随着运动增强而扩张,血压表现为收缩压增加同时舒张压不变或者轻度增加。研究发现通常有氧运动每增加 1MET,收缩压增加 10mmHg,运动停止后一般于 6min 内达到或低于静息水平。

心血管疾病患者从规律适当有氧运动中得到的获益主要体现在以下三个方面:①通过心肺功能的提升,改善身体耐量和强度,提高生活质量。心血管疾病患者由于心功能受损,早期表现以劳力性气短为主,随着病情进展心功能逐渐下降,轻度体力劳动甚至平卧都可以诱发呼吸困难,这会严重影响患者正常生活甚至使其丧失生活能力,而规律合理的运动可以明显提高患者的心肺耐量，帮助患者恢复正常生活甚至重返工作岗位。研究显示心脏病患者接受监护下康复运动训练3～6个月后可提高峰值摄氧量11%～36%。冠心病患者在医师指导下坚持长期适量的运动后，相同运动强度下心率、收缩压等都会有不同程度的下降，这可以降低同等运动强度下心肌耗氧量，提高心绞痛阈值改善心肌缺血，从而提高冠心病患者生活质量以及降低死亡率。对于超过70岁的老年患者，运动同样可以帮助他们提高心肺运动耐量，提高他们的生活自主能力。②促进新陈代谢提高机体抗炎、抗氧化能力，改善心血管疾病危险因素。血液在心血管系统中循环往返流动，会对血管壁产生张力及剪切力，与流速及流量呈正相关。运动时血液流速及流量都会相应增加，对血管壁的压力及剪切力也会随之增加，可以促进一氧化氮（NO）的合成和释放，改善血管内皮功能。也可以降低糖基化终末产物表达，促进内皮修复及新生，延缓动脉硬化进展。通过动物实验及运动对人类影响的研究发现，有氧运动训练还可以降低血浆 C 反应蛋白、白介素等水平，促进还原型烟酰胺腺嘌呤二核苷酸磷酸（NADPH）、谷胱甘肽（GSH）等生成，增加机体抗氧化和抗炎能力。有氧运动训练还可以改善心血管疾病危险因素，如降低血压、血脂和血糖等。③增加心肌储备，提高心肌缺氧耐受能力，降低心血管疾病患者死亡率，改善预后。部分冠心病患者急性发病的原因是冠脉内斑块破裂形成血栓，部分或者完全堵塞冠脉，心肌缺血诱发严重后果。长期规律的有氧运动可以稳定斑块，降低血液黏稠度、降低血小板聚集、提高血浆组织纤溶酶原激活水平，降低组织纤溶酶原抑制水平，提高机体抗栓能力，避免严重心血管疾病事件发生。运动也可以提高心肌储备能力，降低同等强度下运动时心肌耗氧量，提高冠心病患者诱发心肌缺血阈值。还可以降低交感神经活性，减慢心率，增加副交感神经活性、心率变异性和压力感受器的敏感性，降低猝死风险。通过荟萃分析发现，长期规律运动可以显著降低人群中心血管疾病发病率，提高心血管疾病患者生活质量，延长预期寿命，降低死亡率，从而改善心血管疾病患者预后。

　　运动在预防、治疗和改善心血管疾病方面均发挥着举足轻重的作用，在中美欧各国指南中都着重强调了它的价值，并指出医师不仅应当为患者提供药物处方，同时应提供运动处方。在为患者开运动处方的时候，临床医师应当重点关注运动的安全性和有效性，对患者进行充分的风险评估，制定个体化的运动方案，在保障安全的前提下，让患者在适宜强度下的运动中获益。

（曹钰锟　李　悦）

4.2　心力衰竭人群的心功能储备

4.2.1　心力衰竭的界定

　　心力衰竭（简称心衰）是各种心脏结构或功能性疾病导致心室充盈和（或）射血功能受损，心排血量不能满足机体组织代谢需要，以肺循环和（或）体循环淤血，器官、组织血液灌注不足为临床表现的一组综合征，主要表现为呼吸困难、体力活动受限和体液潴留。慢性心力衰竭是指持续存在的心力衰竭状态，可以稳定、恶化或失代偿。慢性心力衰竭需结合病史、症状、体征及辅助检查做出诊断。主要诊断依据为原有基础心脏病的证据及循环淤血的表现。左心衰竭不同程度的呼吸困难和肺部啰音，右心衰竭的颈静脉征、肝大、水肿，以及心脏奔马律、瓣膜区杂音等是诊断慢性心衰的主要依据，BNP 等实验室检查也可以作为诊断依据。

4.2.2 心力衰竭分级及 6 分钟步行试验

（1）美国纽约心脏病学会分级方法：

Ⅰ级：心脏病患者日常活动量不受限制，一般活动不引起乏力、呼吸困难等心衰症状。

Ⅱ级：心脏病患者体力活动轻度受限，休息时无自觉症状，一般活动下可出现心衰症状。

Ⅲ级：心脏病患者体力活动明显受限，低于平时一般活动即引起心衰症状。

Ⅳ级：心脏病患者不能从事任何体力活动，休息状态下也出现心衰症状，活动后加重。

（2）6 分钟步行试验：要求受试者在平直走廊里尽快行走，测定 6 分钟的步行距离，根据 US carvedilol 研究设定的标准，6 分钟步行距离＜ 150m 为重度心衰，150 ~ 450m 和＞ 450m 分别为中度和轻度心衰。

4.2.3 心衰患者运动训练的前提和程度

澳大利亚国家心脏基金会建议：除非有禁忌证，确诊临床稳定的心血管疾病人群应逐渐达到推荐体力活动剂量（几乎每天，且每天 30min 或者以上的中等体力活动）。是否所有的慢性心衰患者都可以进行中等体力活动呢？任何针对渐进式低到中等强度体力活动计划的活动前评估都应包括药物检查、实验室检查、体格检查和体力活动史，以确保没有禁忌证。比如：通过 6 分钟步行试验评估初始运动耐量，6 分钟步行距离达到 200m 及以上者（相当于心功能Ⅲ级或更好），开始最佳运动耐量训练。此外，受试者应该在接受完善药物治疗的基础上开展体力活动，以降低整体冠脉风险。推荐体力活动标准为：达到中等强度（适度、显著地增加呼吸深度和速度，同时仍能让人吹口哨或舒适地交谈）。心血管疾病晚期或有严重功能障碍的人群宜减小运动量（低强度、短时间、长间歇）。

4.2.4　运动的风险和受益

接受并有监督的心脏康复计划的受试者中，发生重大心脏事件的风险非常低。复发性心脏事件最有可能发生在体力弱的受试者，或者活动剂量高于推荐剂量的受试者身上。损伤和心血管事件的风险通常可以通过逐渐增加体力活动的剂量来降低。中强度体力活动可以改善症状、心脏功能、心理健康和生活质量，还通过降低血压、降低胰岛素抵抗、控制不健康体重和改善血脂状况来降低心血管风险。在专业康复人员的监督下开展轻到中度的体力活动，对于临床稳定的心血管疾病人群是安全的，并且可改善肌肉健康。所以体力活动的受益远远大于风险。

4.2.5　运动过程的监测和调整

对运动过程加以监测，以确保体力活动达到目的剂量，并保证受试者的安全。住院期间运动训练时可根据需要随时监测心率、血压、心电图等，离院后要求受试者随时关注自己的心率和呼吸，保证达到有效心率或中等体力活动状态。对于那些严重或不受控制的心血管疾病人群，如果出现不适，应停止体力活动，等待医学检查。每月测定一次 6 分钟平均步行速度，根据治疗对象的状态调整运动强度、时间和频率，确保方案与治疗对象的运动能力相适应。

运动时目标心率可采用 Kaevonen 公式计算：运动时目标心率 = 静息心率 +（最大运动心率 – 静息心率）× 百分数（慢性心力衰竭治疗对象以 40% ~ 70% 较安全）。

暂停运动的指征：运动中出现程度较轻的心前区不适、心悸、胸闷、气短、头晕、疲劳等，休息后缓解，可继续运动。

终止运动的指征：运动中出现程度较重的心前区不适、心悸、胸闷、胸痛、气短、面色苍白、极度乏力、头晕、眼花等脑缺血及周围循环不良症状；心率不随运动强度增加而增加；听诊发现肺啰音、奔马律；有明显的心电图异常、严重心律失常等。

4.2.6 手术后运动

以往对心脏病人群过分强调"静养和卧床休息"，以至于相当一部分治疗对象在心脏手术成功后，还一直将自己看作病人，担心伤口会裂开，心脏缝线和人工瓣膜会脱落等不敢参加体育活动，长期不进行重体力活动，结果导致肌肉萎缩、脂肪增加甚至肥胖、体力下降，进而影响学业、工作和婚姻，生活质量低下。实际上适当运动对心脏手术后人群的恢复有重要意义。心脏手术后的运动康复治疗方案要遵循个体化和循序渐进的原则，对手术后早期人群，应以床上被动运动和有限的肢体自主活动为主，例如进行呼吸训练（深呼吸、吹气球、手臂稳定胸腔保护刀口的咳嗽训练）、促循环训练（仰卧勾脚及绷腿），后逐渐过渡到床旁起坐，和在护士或家人监护下床边行走（术后第二天即可在护士指导下开始活动，活动量以不感到疲劳为度）。以达到改善组织代谢、促进胃肠功能恢复、改善微循环，防止产生压疮、防止深静脉血栓形成和防止坠积性肺炎发生的目的。一般状况进一步稳定后可根据 6 分钟步行试验结果制定运动量和每日运动频次。

4.2.7 评估运动训练的效果及药物的使用

体力活动训练的效果评估：①心脏储备功能：采用 6 分钟步行试验进行评估，每月进行 1 次。②心脏功能：心脏超声心动图测定左室射血分数（LVEF）、舒张晚期与舒张早期峰值流速（A/E）比值、左室舒张末期内径（LVEDd）。以明尼苏达生活质量量表（Minnesota living with heart failure question-naire，MLHFQ）评估生活质量。通过对各指标变化的分析综合评估训练效果。

最佳运动耐量训练是在冠心病心衰常规药物治疗的基础上进行的（包括如阿司匹林、地高辛、血管紧张素转换酶抑制剂、β受体阻滞剂等），并且训练时应备有硝酸甘油等急救药品保证受试者安全，过程中应根据实时监测的心功能及心脏储备功能及时调整受试者药物使用，以利受试者康复。

4.2.8　最终目标：提高长期生存率，提高带病生活质量

发生心力衰竭时，心脏功能失常的最重要方面是心脏储备的降低。心脏功能储备使慢性心衰治疗对象具备一定的抗风险能力，提升心功能储备即可提高感染和情绪激动引发慢性心衰治疗对象急性心功能恶化的生存率。因此，非禁忌证的慢性心衰治疗对象应参与最佳运动耐量训练或中强度体力活动，提升心脏功能储备，提高长期生存率及带病生存质量。

除终末期的心衰外，慢性心衰的患者如果科学管理，可以极大限度地延长其寿命和提高生活质量，临床上，慢性心衰常见的原因是在感染、生气、劳累、饮酒、外伤、其他疾病时，衰竭的心脏在急性应激情况下发生心肌急性反应导致急性心功能恶化，甚至导致死亡。概括来说，心衰多数死于突发的应激状态。近年的研究发现建立慢性心衰患者的"心功能储备"可以大大提高远期生存率。这也是近年来的研究热点之一。由此，可以理解，适当的运动疗法对建立慢性心衰患者的"心功能储备"是最为简便易行的方法。

（姚　京　张红超）

4.3 运动是治疗冠心病的一种独立方法

冠状动脉粥样硬化性心脏病（冠心病）是由于冠状动脉粥样硬化使管腔狭窄或阻塞，导致心肌供血不足而引发的一系列临床病症，包括无症状性心肌缺血、心绞痛、急性冠脉综合征（不稳定型心绞痛、心肌梗死）和心脏性猝死。冠心病是可以预防的，而体力活动与冠心病的联系，很早就有记载。大约 250 年前，英国人 Heberden 记载了心绞痛患者在每日坚持 30min 的伐木工作后，症状几乎完全消失。Morris 等人也在 20 世纪 50 年代就认识到体力活动与冠心病之间的密切关系。Morris 在其流行病学报告中描述，与司机相比，伦敦双层公交车上的售票员冠心病的患病率要低。他同时还报道了在同一公司，邮递员的冠心病患病率要比接线员低。其后，Powell 等的研究则进一步显示体育活动与心血管疾病之间存在着密切联系，随着体力活动增加，心血管疾病发生率相应降低。2002 年世界卫生组织报告估计，发达国家超过 20% 的冠心病是由于缺乏运动导致的。有大量文献记载，运动不但在冠心病的初级预防中起着重要作用，而且也是冠心病二级预防的重要组成部分。

4.3.1 运动可以降低冠心病的危险因素，从而降低冠心病的发病率

根据在 52 个国家进行的 INTERHEART 研究，与心肌梗死相联系的潜在可纠正的危险因素包括吸烟、糖尿病、高血压、腹型肥胖、蔬菜水果摄入量少、运动少、酒精摄入过多、低密度脂蛋白（LDL）胆固醇含量增加以及高密度脂蛋白（HDL）胆固醇含量减少。90% 的冠心病可归因于上述危险因素。定期运动训练通过降低甘油三酯和增加

高密度脂蛋白胆固醇，降低静止血压，改善葡萄糖代谢和胰岛素敏感性，减轻体重，减少炎症标志物等来改善心血管疾病的风险特征。发达国家的经验也证实了这一点。Ford 等总结 1980 ~ 2000 年美国冠心病死亡减少的经验，发现控制危险因素的贡献最大，危险因素改善使冠心病死亡率下降 48%，其中降低胆固醇使死亡率下降 24%，控制血压使死亡率下降 20%。根据国家卫生和计划生育委员会统计年鉴 2016 报告，2002 ~ 2015 年中国城市和农村居民冠心病的发病率及死亡率呈持续上升态势，其上升的主要原因就是冠心病危险因素未得到及时控制。

4.3.2　运动可以增加心肌血液灌注，改善心功能，增强冠心病患者的运动能力

研究证据显示，运动可以通过改善部分血管内皮功能，促进冠脉侧支循环，稳定、延缓动脉粥样硬化斑块的发生进展，使血管再生，以及降低血小板的活性等增加心肌灌注，改善运动能力并缓解冠心病的症状，提高心血管健康。科学有规律的运动训练后，冠心病患者的心绞痛阈值明显提高，运动能力明显改善，可以从事比康复治疗前运动强度更大的活动，从而减轻冠心病患者与活动有关的心肺症状。有报告显示，经过每周 3 次，运动强度为 70% ~ 85% 最大心率，共 3 个月的有氧运动，患者平板运动耐力增加了 30% ~ 50%，峰值耗氧量提高 15% ~ 20%。运动还可以增强迷走神经张力从而降低在完成任何既定工作负荷或活动时的心率，并在运动期间可延迟不适症状的发生。某些患者甚至在运动训练后心绞痛就会消失。

4.3.3　运动可以预防急性心血管事件的发生

有研究显示，实施以运动作为主体的康复计划的患者，其发生致

命性心血管事件和总死亡率降低了 20% ~ 25%。与常规治疗护理方法相比，基于运动的心脏康复被证明不仅可以减少全因死亡率，还可以减少心因死亡率。至少有一项对照试验显示，心脏康复后心肌梗死（MI）的复发显著减少。基于运动的康复还可以减少心肌梗死发生率、冠状动脉旁路移植手术（CABG）和经皮冠状动脉介入治疗（PCI，包括支架植入术）后患者的再入院率。

4.3.4 心理上的益处和成本效益

研究发现基于运动的心脏康复对减少焦虑和抑郁评分有显著影响。此外，基于运动的心脏康复还可以缓解不同时期的焦虑和抑郁症状。参加运动训练计划至少有助于减少心肌梗死后女性的抑郁和焦虑表现。另外，一项在智利公共卫生系统内进行的评估表明，对于急性冠脉综合征幸存者来说，基于运动的心脏康复比标准治疗具有极高的成本效益。与未参与运动的对照组患者相比，选择以运动作为主体的心血管康复计划的患者，其医疗费用显著降低。

总之，科学的运动和锻炼在冠心病的预防、治疗和预后起着重要的作用。为冠心病患者所适用的运动计划已被证实有多重益处，而且实施的安全性较高。这些益处包括降低冠心病的危险因素或共病危险因素，改善患者心脏功能、改善心肌灌注、缓解心肌缺血症状，延缓冠状动脉粥样硬化的发生与发展，并减少冠心病事件的复发并降低继发性冠心病的死亡率。此外，还可以改善戒烟情况与心理因素，进一步提高患者的生活质量。所以冠心病患者不要一味地认为不能运动，相反，适当的运动反而对健康有益。

（申东晓　史　须）

附案例：运动可以作为治疗冠心病的独立方法

经过 3 年的坚持，一位原本找笔者进行冠状动脉旁路移植术（心脏搭桥）的朋友，冠脉病变部位明显转好，基本安全了，结果非常理想。为了证实其可信性，显示资料如下。

2016 年初始资料：患者，男性，50 多岁，因偶发劳力性心绞痛，经 CTA 和冠脉造影确定，左前降支根部重度狭窄，右冠有轻度扩张。见图 4.3.1。

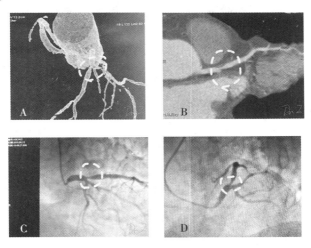

图 4.3.1　治疗前的 CTA 和冠脉造影（A ~ D）

拒绝给患者搭桥与支架的理由：

（1）患者发病时间不长，发作频率低，缓解快，发作前可以参加耐力体育活动。

（2）生化指标危险因素少。

（3）若搭桥仅需一根桥，其他血管有扩张迹象，转归不明确，而且不能确切判断症状一定与血管病变区相关，创伤与收益比不合算。

（4）患者职业为教师，后转为教育管理，自律性、依从性非常好。

（5）患者经过药物调整后，疗效明显。

（6）患者有运动基础，运动兴趣可以，积极接受运动治疗指导。

治疗过程 = 运动 + 药物。

3 年后复查情况见图 4.3.2。

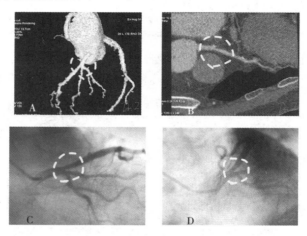

图 4.3.2　治疗后的 CTA 和冠脉造影（A ~ D）

CTA 和冠脉造影均证实：病变区域狭窄明显减轻，右冠扩张稍有加重。偶有症状，无典型心绞痛及心电图改变。

处理意见：继续内科治疗观察。

本案例的启发：

（1）搭桥和支架是救急救重的手段，不能夸大。

（2）综合治疗一定不能忽视。

（3）一定要综合评估患者的自我管理能力。

（4）运动是治疗冠心病的一种独立有效的方法。

（5）建立科学的运动方法非常重要。

（张红超　黄丛春）

患者有话说：

李某某，男，1957 年 5 月出生，职业：教育工作。

2016 年 4 月，因患心绞痛入住某县人民医院。经心脏 CT（64 排）检查诊断为心绞痛，系心脏左前降支冠状动脉狭窄堵塞所致。住院期间心绞痛多次发作（达 7 次），因治疗效果不佳，转入河南省人民医院心内科住院治疗。经心脏冠状动脉造影检查堵塞达 90%，确定要做冠状动脉搭桥术。因恐惧、心理紧张等原因，放弃手术治疗，同时转入空军总医院（空军特色医学中心）心脏外科住院治疗。

入住空军总医院心脏外科后，张主任对我的病情进行了全面、详细地检查，并依据检查结果进行了全面综合评估。根据我的病情和身体状况，决定暂不做心脏搭桥手术，制定了药物治疗＋运动锻炼相结合的综合治疗方案。张主任告诉我：采取药物治疗首先要控制心绞痛的反复发作，在心绞痛不发作的前提下，进行适度、合理地运动锻炼；在运动锻炼中要坚持慢起步，并要有一个适应过程，锻炼过程中要控制心率在正常的区间范围内（95 ～ 120 次/min）。

2016 年 5 月出院后，我按照张主任的治疗方案，坚持每天按时服药，坚持经常性的运动锻炼，经历了近 6 个月慢起步和适应性的锻炼过程，每次都把锻炼心率控制在要求的范围内，6 个月后，我逐渐地适应了每天锻炼的过程，每天运动的量和运动速度较之前也有大的提升。经过近 3 年的治疗和锻炼，我的病情和症状有了显著地改变，3 年间基本没有再发生心绞痛症状。

2019 年 6 月，我再次入住空军总医院心脏外科复查时，张主任告诉我，搭桥手术和支架手术不需要做了，我的心脏病安全了。听到复查结果，我由衷地激动和高兴，我的病情症状能有今天的改变，都得益于张主任的治疗方案和运动锻炼。

4.4　心律失常患者的运动处方

　　流行病学、临床和实验室研究都已证明适当运动能够降低心血管疾病的发病率和死亡率，改善身体素质和提高生活质量。而且，运动可以显著降低其他慢性疾病发病的风险，如肥胖、骨质疏松症、糖尿病、一些肿瘤以及抑郁症。由于这些原因，体育锻炼被认为是有效的、低成本的，预防和治疗疾病的方式。但是，虽然大量的科学数据证明了积极运动的生活方式的好处，但只有少数人定期进行体育锻炼，其中心血管疾病患者就更少。那么促进一般人群以及心血管疾病患者进行有规律的体育活动，便成了医疗机构和医疗工作人员的一个重要目标。

　　心律失常的运动疗法主要包括：心律失常及其与体育锻炼的关系；适用于各种心律失常和心律失常性心脏病的运动处方；运动与抗心律失常治疗之间的相互作用。

4.4.1　心律失常的临床研究

　　（1）对心律失常患者诊断和预后的调查：临床上有些心律失常患者耐受良好，有些有不同程度的泵功能降低，还有一些甚至可能导致猝死。猝死通常与后天性或先天性心脏病有关。因此，在心律失常的受试者中，首先要评估隐性心脏病的存在及其类型。

　　在临床病史询问中，以下几种情况是很重要的：猝死的家族史、遗传性心脏病、心律失常相关症状（尤其是晕厥）和可能的触发因素（例如甲亢）。在仪器检查方面，12导联心电图至关重要。除了能给出单一心律失常的诊断信息之外，在许多情况下，它还能发现，或至少怀疑大多数潜在的心律失常性心脏病。当怀疑有器质性心脏病（超声心动图），当需要评估昼夜节律模式和个体心律失常对运动的反应时（动态心电图监测，运动试验），或需要分析心律失常的机制时，则需要进一步的诊查。

（2）心律失常与体育锻炼之间的关系：体育锻炼通常对心律失常患者不会产生直接的有利影响。体育锻炼可以增加交感神经活动，体力劳动往往会诱导室性和室上性心动过速的发作。此外，增加的交感神经张力降低了心室纤维性颤动的阈值。在病理条件下，运动负荷可以通过缺血，左心室流出阻塞等机制间接诱发心律失常。但是，由于运动能降低总体心血管疾病的发病率以及死亡率，并改善身体健康和提高生活质量，因此心律失常患者也应该进行合理的运动。

从血液动力学的观点来看，单一的心律失常，即没有其他伴发心脏病的心律失常，大多数都能良好地耐受运动负荷。然而，有其他心脏病并存的情况下，许多心律失常可能损害泵功能甚至导致心脏停搏，并且明显与心脏病的类型和程度有关。

一些心脏病在运动负荷期间特别容易发生恶性室性心律失常：肥厚性心肌病，致心律失常性右心室心肌病，冠心病（包括先天性冠状动脉异常）和心肌炎。一些离子通道疾病（长 QT 综合征，儿茶酚胺能多形性室性心动过速）也属于此类疾病。因此，在所有致心律失常疾病中（例如长 QT 综合征），应避免这些能引起强烈情绪反应，诱导儿茶酚胺突然增加的身体活动，例如下坡滑雪、攀爬等。

在那些与晕厥风险相关的心律失常和潜在的致心律失常综合征中，任何意识丧失即可导致死亡或溺水（"内在风险"活动）的身体活动，如攀岩、摩托车运动、游泳、潜水等都必须避免。

4.4.2 各种心律失常和对心律失常疾病的运动建议

表 4.4.1 各种心律失常和潜在致心律失常性遗传性心脏病的具体运动建议

心律失常	辅助检查	临床表现	处置
严重窦性心动过缓（＜40次/分）或窦性停搏＞3s	ET, Holter, Echo	①无症状，非器质性心脏病 ②停止训练后无症状 ③有症状	①任何活动 ②无内在风险下低强度活动 ③植入起搏器
二度二型房室传导阻滞 三度房室传导阻滞	ET, Echo, Holter, EPS	①无症状，非器质性心脏病，散发节性房室传导阻滞 ②有症状，器质性心脏病，持续性节下房室传导阻滞	①任何活动 ②植入起搏器
频发室上性期前收缩	Holter, Echo, ET	①无症状，非器质性心脏病 ②器质性心脏病	①任何活动 ②个人决定
室性期前收缩	Holter, Echo, ET	①无症状，非器质性心脏病 ②心脏病，频发	①任何活动，反复发作需个人决定 ②低中强度体力活动
持续性、阵发性心房颤动和心房扑动	Holter, Echo, ET	①无症状，非器质性心脏病活动后无心率升高 ②有症状，器质性心脏病 ③抗凝治疗	①低中强度活动 ②无内在风险低强度活动 ③有受伤风险下避免活动
永久性心房颤动和心房扑动	Holter, Echo, ET	①无症状，非器质性心脏病活动后无心率升高 ②有症状，器质性心脏病 ③抗凝治疗	①低中强度活动 ②无内在风险低强度活动 ③有受伤风险下避免活动；心房扑动时可考虑消融治疗
室上性心动过速不伴预激	Echo, Holter, ET（EPS）	①散发，短阵，与活动无关，无晕厥或心脏病 ②其他情况	①任何活动，在排除内在风险后，考虑消融 ②轻微体力活动；考虑消融
预激综合征	Echo, Holter, ET（EPS）	①无症状，非器质性心脏病 ②心动过速反复发作 ③心房颤动	①轻微体力活动 ②电生理学检查 ③必要时消融

心律失常	辅助检查	临床表现	处置
非持续性室性心动过速	Echo, Holter, ET, 冠状动脉造影	①无家族猝死史，无症状，非器质性心脏病，典型流出道或束支来源 ②有症状，器质性心脏病	①轻中度体力活动；可考虑消融 ②轻微体力活动
持续性心动过速	Echo, Holter, ET, 冠状动脉造影	①无家族猝死史，无症状，非器质性心脏病，典型流出道或束支来源 ②有症状，器质性心脏病	①轻中度体力活动，考虑消融 ②轻微体力活动，考虑消融
长 QT 间期综合征（＞450ms 男性；＞470ms 女性）	Echo, Holter, ET	①无症状，隐性基因缺陷携带者 ②有症状	轻微体力活动；避免剧烈活动；高危患者考虑 ICD（QTc＞600ms）
短 QT 间期综合征（QTc＜320ms）	Echo, Holter, ET	①无症状，无家族猝死史 ②有家族猝死史，有症状	①轻微体力活动。基因缺陷携带者和显性基因患者可考虑植入 ICD ②无活动，考虑 ICD
Brugada 综合征	Holter, Echo, ET, EPS	①无症状，低危 ②无症状，高危 ③有症状	①轻微体力活动 ②轻微体力活动；考虑 ICD ③考虑 ICD
致心律失常型右室心肌病	Holter, Echo, ET	①无症状，心律失常 ②无症状，无反复发作心率失常 ③有症状	①轻中度体力活动 ②轻微体力活动；避免有氧运动 ③考虑 ICD
儿茶酚胺能多形性室性心动过速	Holter, Echo, ET	所有情况	轻微体力活动并考虑 ICD
心肌肥大	Holter, Echo, ET	①无症状，低危 ②有症状，高危	①轻微体力活动 ②轻微体力活动，考虑 ICD

注：运动试验（exercise test，ET）；动态心电图（ambulatory electrocardiogram，Holter）；心脏彩超（echocardiography，Echo）；电生理检查（electophysiological study，EPS）；植入型心律转复除颤器（implantable cardioverter defibrillator，ICD）

4.4.3 运动和抗心律失常治疗之间的相互作用

（1）抗心律失常的药物治疗：许多心律失常患者服用抗心律失常药物，其中大多数药物可以同时具有心脏和心外不良反应。在为心律失常患者开运动处方时，应该记住一些药物往往会不同程度地抑制心肌收缩力（例如 IC 类）。虽然这类药物在非心脏病患者中的作用不明显，但在左心室泵功能低下的患者中作用相当大。此外，其他通过降低心输出量，从而减少对运动负荷的变时性反应（例如 β 受体阻滞剂）的药物，以及被国际奥林匹克委员会禁止作为兴奋剂（例如 β 受体阻滞剂，利尿剂）的药物，也应该考虑到。

（2）导管消融术：导管消融术广泛用于临床实践中以治疗快速性心律失常。该过程在心肌中产生一个或多个凝固性病变，在几天内趋于愈合，没有证据表明消融具有严重的致心律失常作用。如果病变消融不彻底，并且其功效仅是短暂的，则治疗的心律失常可能复发，复发通常在几小时或几天内出现。但经过有效的消融手术后，患者可以在短时间内（一个月）进行与其健康状况相适应的身体活动，只要他们没有复发症状或心电图改变（例如 Wolff-Parkinson-White 综合征中的 δ 波再现）。在无症状受试者中，除特定病例外，通常不需要进行电生理学性随访。

接受消融治疗的心房颤动（肺静脉隔离等）或心房扑动患者通常会出现早期复发，而且复发可能是无症状的。此外，许多这类患者必须长期坚持抗凝治疗。因此，在开展任何类型的体育锻炼之前，必须有足够的观察期。

（3）起搏器：携带起搏器（PM）的患者有可能会受到器质性心脏病和各种心律失常的影响。可以进行的身体活动类型取决于这些不同的情况。以下建议适用于这些患者：

在植入后 6 个月内，患者应避免剧烈运动和同侧肢体的极度运动，防止引起起搏器移位。应避免涉及身体接触或高风险的活动，以及在高压环境（例如潜水）中进行的活动，因为这些活动可能损坏刺激器和（或）起搏导线。如果患者依赖于起搏器，这些预防措施尤为重要。

应评估在运动负荷期间心率的正确调整［通过运动测试和（或）动态心电图监测］。在这方面应该指出的是，在窦房结疾病中，通过 AAI-R 和 DDD-R 刺激模式实现运动负荷期间的心率调节；在完整的 AV 模块（AVB）中，是通过 DDD 和 VDD 模式；而在慢性心房颤动中，是通过 VVI-R 模式。鉴于速率响应起搏器中使用的传感器的特征不同，必须根据具体情况进行评估。

由于右心室刺激可能会即时恶化左心室泵功能和（或）加重二尖瓣关闭不全，因此应定期检查这些参数。

（4）植入型心律转复除颤器（ICD）：携带有 ICD 的患者可能具有结构正常的心脏或受到器质性心脏病的影响，虽然器质性心脏病的左心室泵功能没有受到显著损害。许多患者，特别是年轻患者，不应仅仅因为携带有 ICD 而排除积极的生活方式，甚至不能从运动中被排除。此外，即使患有器质性心脏病的患者也可以从体育锻炼中受益。

携带有 ICD 的患者，除了适用携带起搏器患者的建议外，还应考虑以下因素：

已经患有室性心动过速或心室颤动的患者在最后一次 ICD 干预后至少 6 个月内不应进行重体力活动。

应该记住，窦性心动过速可能会导致不适当的电击，因为 ICD 可能会将窦性心动过速解释为室性心动过速（如果超过程序截止率）。为了消除这种风险，ICD 应该是一个双腔模型（在两种情况之间更好地区分）。识别算法应该是有效的，程序截止率应该很高（如果可能的话，高于患者的最大心率），并应考虑使用 β 受体阻滞剂。此外，应让患者意识到该问题，以便他们在运动负荷期间检查自己的心率。鉴于个体患者之间的差异很大，应根据具体情况进行评估［通过运动试验和（或）动态心电图监测］。

尽管 ICD 提供了保护，但应避免引发恶性心律失常的活动。

（申东晓　曹钰琨）

4.5　糖尿病合并心血管疾病的运动治疗

糖尿病是一种遗传因素和环境因素长期共同作用所导致的慢性代谢性疾病，以血浆葡萄糖水平增高为主要特点，因体内胰岛素分泌不足和（或）作用障碍引起的糖、脂肪、蛋白质代谢紊乱的一种疾病。糖尿病患者心血管疾病的发病率大大升高，而心血管并发症又是糖尿病致残、致死的主要原因。糖尿病的发生和发展与诸多因素有关，机制十分复杂。医学研究的大量证据表明，不健康的生活方式，如多食少动，在糖尿病及其心血管并发症发病中占重要地位。因此，适当的运动锻炼，是预防和治疗糖尿病及其心血管并发症的主要手段之一。然而，运动治疗如所有其他治疗手段一样，存在相应的适应证、禁忌证及量效关系。合理的运动治疗可以保证糖尿病患者的安全性，降低糖尿病心血管并发症的发病及进展，提高对糖尿病治疗的有效性；而不合理的运动治疗可能给糖尿病患者带来安全及疗效的不确定性。因此，了解糖尿病合并心血管疾病的运动特征，具有重要意义。

4.5.1　糖尿病与运动的关系

长期以来，2 型糖尿病被认为是一种由于缺乏运动引起的疾病。研究显示，超过 80% 的 2 型糖尿病与肥胖及不运动有关，而通过运动干预可以有效降低糖尿病发病率。因此缺乏运动本身就是糖尿病的发病因素之一。

不论是强度较小的行走还是剧烈运动都能够降低糖尿病发病的危险，并且运动强度越大，发生糖尿病的相对危险性就越低。每周一次的快走或骑车运动就可以显著改善空腹血糖水平、从而降低糖尿病的发病率。研究显示，如果每天都进行规律的体育运动，糖尿病发病的相对危险性能够下降 15% ~ 60%。运动对糖尿病的进展也具有重要的预防作用。我国的"大庆糖耐量减低和糖尿病研究"的 6 年随访结果显示，未进行饮食和运动干预的对照组中，67.7% 的葡萄糖耐量降低患者进展为糖尿病；而在饮食干预组该数据为 43.8%，在运动干预组该数据降低至 41.1%。坚持每天 30 分钟以上的运动干预，不论是轻度运动、还是剧烈运动，均能降低葡萄糖耐量降低进展为糖尿病的风险。对空腹血糖异常者，运动也能明显降低其进展为糖尿病的风险。

糖尿病心血管并发症是影响患者生活质量和预后的重要原因。糖尿病血管并发症包括外周血管病变、心脑血管病变等，运动同样具有良好的预防和治疗效果。有氧运动联合抗阻训练可以改善糖尿病患者外周血管阻力。运动干预能明显降低糖尿病患者心血管事件的发生风险。即使是每周仅 2h 的步行，也能使糖尿病患者的全因死亡率下降 39%，心血管事件诱发的死亡率下降 34%。实验研究也证实了联合有氧运动和抗阻训练，能明显改善糖尿病患者的血管舒缩功能。

虽然运动在糖尿病及其血管并发症的防治中具有重要地位，但是由于糖尿病患者特殊的病理生理特点，决定了糖尿病患者在运动时需要专业人员指导和监督，否则可能会给患者带来不良反应甚至危害。常见的运动不良反应主要包括关节、皮肤损伤，低血糖，蛋白尿，心肌缺血等。

总的来说，运动治疗对糖尿病及其血管并发症的发生和发展具有重要的医疗价值，但不适当的运动治疗也会产生不良作用。因此，糖尿病合并心血管疾病患者应当在专业人士指导下，学会制定个体化的运动方案。

4.5.2 糖尿病合并心血管疾病运动治疗的实施

（1）运动形式的选择：大量医学研究显示，有氧运动联合抗阻训练是糖尿病患者运动方式的较佳选择。联合进行抗阻训练和有氧运动可获得更大程度的代谢改善以及血糖控制。

糖尿病患者的有氧运动项目以中、低强度的节律性运动为好，可选择散步、慢跑、骑自行车、游泳，以及全身肌肉都参与活动的中等强度的有氧体操（如健身操、太极拳）等。还可适当选择娱乐性球类活动，如乒乓球等。

有研究报道，餐后 90min 进行运动和餐后 60min 或 30min 进行运动相比，具有更强的即时降糖作用。但是不同运动方式对患者的运动前后的血糖及血糖差值未见显著性差异，提示运动方式并不是糖尿病患者血糖控制的决定因素，不同的运动方式只要能量消耗相等，运动降低血糖的效果就是一样的。合并心血管疾病的糖尿病患者，可以根据自己的喜好选择合适的运动项目。

（2）运动强度的制定：运动时运动强度的大小直接关系到糖尿病患者不同的锻炼效果。强度较低的运动，能量代谢以消耗脂肪为主；而中等强度的运动，则有明显的降低血糖和尿糖的作用。为确保锻炼安全有效，运动强度必须控制在明确的有效范围之内。

反映运动强度的生理指标包括：运动时的心率、运动时摄氧量占最大摄氧量的百分数、运动时代谢率为安静时代谢率的倍数（MET）等。这些指标相互间有着密切的关系，但为了方便，常用心率作为标准，运动时多用计数脉搏的方法来掌握（测 10s 脉搏 ×6）。运动强度和心率等指标的对应关系可参考表 4.5.1。

表 4.5.1　运动强度与最大摄氧量及心率的关系

强度	最大摄氧量	心率 / (次 / 分)				
		20 ~ 29 岁	30 ~ 39 岁	40 ~ 49 岁	50 ~ 59 岁	60 岁以上
较高	80	165	160	150	145	135
	70	150	145	140	135	125
中等	60	135	135	130	125	120
	50	125	120	115	110	110
较低	40	110	110	105	100	100
	30	100	100	95	90	90

对糖尿病患者来说，较高强度的运动存在一定的危险性；较低强度运动对糖尿病合并心血管疾病患者较为适宜。

（3）运动时间与频率：每次应有运动前 5 ~ 10min 的准备活动及运动后至少 5min 的放松活动。运动过程中有效心率的保持时间建议达到 10 ~ 30min。由于运动时间和运动强度配合，影响运动量的大小，所以当运动强度较大时，运动持续时间需要相应缩短；强度较小时，运动持续时间需要适当延长。对于糖尿病合并心血管疾病的患者，建议采用运动强度较小、持续时间较长的运动较为合适。此外，运动应当持之以恒。研究发现，如果运动间歇超过 3 天，已经获得的胰岛素敏感性可能降低，运动效果及积累作用就会减少。

运动频率的选择上，一般以 1 周 3 ~ 7 天为宜，具体视运动量的大小而定。如果每次的运动量较大，可间隔一两天，但不要超过 3 天，如果每次运动量较小且患者身体允许，则每天坚持运动 1 次最为理想。

4.5.3　糖尿病合并具体心血管疾病的运动治疗事宜

糖尿病合并不同心血管疾病的情况下，运动不良反应可能增加，具体注意事项也不尽相同。糖尿病患者应当根据具体情况，有针对性选择运动方式、确定运动强度，以达到最大获益。

（1）冠心病：冠心病是因冠状动脉狭窄、供血不足而引起的心肌机能障碍和（或）器质性病变，是糖尿病常见的并发症。典型临床表现为：心前区压榨性疼痛，并可迁延至颈、颌、手臂、后背及胃部，发作时可伴有眩晕、气促、出汗、寒战、恶心及昏厥，严重患者可因为心力衰竭而死亡。冠心病并非运动的绝对禁忌证，应鼓励高危患者开始时进行短期低强度锻炼，逐渐增加强度与持续时间。已确诊冠心病的患者最好能在有监督的心脏康复项目下进行运动训练。对于糖尿病合并冠心病的患者，适当规律的运动比单纯药物治疗有更好的疗效，有利于增强糖尿病患者胰岛素敏感性，降低血糖；同时有利于冠状动脉侧支循环开放，改善心肌供血和心肌功能；并能够避免长期过度地安静卧床所造成的静脉血栓形成、骨骼肌萎缩等。

国内外研究一致认为，糖尿病合并冠心病患者锻炼的趋势是采取低强度运动，具体强度取决于病情，必须依个体化治疗。运动方案的制定必须根据患者的 NYHA 分级、心电运动试验所获得的最高心率，再取其 60% ~ 65% 作为靶心率。持续时间、频率因人而异，一般每次 20 ~ 45min，最长不超过 1h，每周 3 ~ 4 次。运动过程应循序渐进，并根据运动的反应情况，调整运动强度及持续时间。运动形式应选用节律比较缓慢，能使上、下肢大组肌群适当活动的项目，如太极拳、步行、骑车等。不宜进行强度过大、速度过快的剧烈运动，尤其不应参加激烈的竞赛运动。

糖尿病合并冠心病患者运动时应当注意：运动前 2h 内不饱餐；每次运动开始时应进行准备活动，结束时不应骤然停止；在运动中如出现腹痛、胸痛、呼吸困难、气短或气短加剧、头晕、恶心、呕吐、心悸、虚弱、极度乏力或心绞痛发作等情况时应立即停止，必要时就医；冠心病有不稳定心绞痛者，先行心脏病专科处理。

（2）高血压：高血压是大多数糖尿病患者常见的并发症，也是心脑血管疾病与微血管并发症的主要危险因素。糖尿病合并高血压的血压控制目标不同于非糖尿病高血压患者，非糖尿病人群的血压控制目标为 ≤ 140/90mmHg，糖尿病人群的血压控制目标为 ≤ 130/80mmHg。血压 ≥ 180/120mmHg 是未被控制的高血压，属于运动禁忌；当血压控制在 ≤ 160/100mmHg 时，建议在运动医学或康复医学专业人员的监督下进行放松训练（如太极拳、瑜伽等）和有氧运动，如步行、游泳。运动强度应为低至中等。一周中进行大于 4 天的运动，以每天都进行运动为最佳，运动时间不少于 30min，或一天中的运动时间累加达到 30min。

（3）下肢动脉硬化闭塞症：下肢动脉硬化闭塞症好发于 60 岁以上老人，也是糖尿病患者容易并发的周围血管疾病。临床常表现为间歇性跛行，即在行走一段路程后患侧肌肉痉挛、紧张、疼痛及乏力，休息后可迅速缓解，再次行走又复发。较为严重的症状是静息痛，以夜间疼痛为主。对于糖尿病合并下肢动脉硬化闭塞症的患者，建议进行上肢和躯干肌的运动锻炼，以中等运动强度为主，每天一次。有研究表明，对糖尿病合并下肢动脉硬化闭塞症患者，进行监督下的平板训练和下肢抗阻训练，能增加患者的最大运动时间和距离，提高患者的运动功能。

（朱　迪）

4.6　心血管重症康复的理念

世界卫生组织强调医学并不是单纯的"治病的科学"，而应当是"维护健康的科学"，整个"医疗活动"自始至终都要围绕着"身体的结构和功能""活动""参与"这三项"功能"的提高来运作,也就是说从疾病或损伤一开始,只要不影响急性期的治疗工作,就要考虑功能后果并采取积极的康复措施,才有可能真正确保功能的恢复,即使涉及急性期的重症、疑难、复杂和少见的疾病或损伤。因此重症康复应与疾病治疗同时进行,重症患者在进入 ICU24h 后即开始评估患者能否进行康复治疗,生理功能稳定后即开始实施早期康复治疗,不需要等到呼吸机撤机或转出 ICU 才进行康复治疗。重症康复与临床救治同步,才有可能真正确保危重症患者最大程度的功能恢复。

而过去的半个世纪中,重症医疗团队一直把精力主要集中在竭尽全力纠正急性器官功能障碍,单纯的生理纠正和转出 ICU 被认为是最主要的成功标准,但患者却真实的经历着各种"ICU 后综合征"(post-intensive care syndrome,PICS)的困扰,如抑郁和其他精神症状、认知功能障碍、躯体功能减退等。Wolters 和 Patel 等也先后发表配图论著及述评,指出重症患者在抢救成功之后存在的三大问题:包括躯体(physical)、认知(cognitive)和精神(mental)问题;此外,获得性衰弱(ICU-acquired weakness,ICU-AW)是生存者普遍存在的问题,使之逐渐成为重症医学关注的焦点。

ICU 患者常伴有多器官功能障碍,大多处于卧床制动状态,在完全卧床情况下肌力每周降低 10% ~ 15%,卧床 3 ~ 5 周肌力降低 50%,肌肉出现失用性萎缩。ICU 患者早期躯体活动、锻炼和康复的适应性、安全性、治疗方案和实施最近才成为 ICU 跨学科团队共同关注焦点。ICU 应为重症康复的第一场所,近年来康复治疗早期深入临床科室,或大型综合医院康复医学科设立重症康复小组为患者进行床边康复治疗已不鲜见。重症医学科也逐渐配备了各种康复治疗的设备设施,重症康复治疗理念亦逐渐为重症医学科医生所接受。重症患者的康复治疗应组织多学科团队(MDT)参与制订康复计划,并由重症专科医师、临床专科医师、呼吸治疗师、康复治疗师和重症护士等协作执行，研究指出，对重症患者进行早期、合理、有效的康复锻炼，可以明显缩短病程、预防肢体残疾、改善患者预后。入 ICU48 ~ 72h 采用积极的运动和物理康复治疗不会增加患者的病死率，反而使远期生存质量明显提高。缩短了患者住院时间，提高了全身功能水平，减少了并发症的发生，同时感染风险也降到最低，使历经重症磨难的重症康复患者早日重返家庭及工作，回归医学的本质要义。

20 世纪 80 年代，较多学者临床研究证明，心脏康复治疗能降低心肌梗死后患者全因病死率的 8% ~ 37% 和心血管病病死率的 7% ~ 38%。1990 年 Anonymous 针对心力衰竭患者提出了运动疗法。此后，临床发现限制运动的害处要比益处大，认为运动可以作为慢性心力衰竭常规治疗的一部分，特别是症状发生早期。随着心血管康复医学的发展，临床开始重视心力衰竭的运动康复治疗，并指出运动康复是心力衰竭康复治疗的核心。

公认的康复训练提高心脏功能及个体运动耐量的机制有以下影响因素：①康复治疗可改善肺部气体交换；②有氧运动可增加组织细胞对氧的有效利用，从而改善运动耐量；③长期的康复训练可改善心血管血流动力学状态，提高肌纤维功能和细胞酶活性，改善心肌功能。此外，康复训练可增强患者信心，从而对患者心理康复起到积极的作用。

早期认为心脏康复和肺功能康复是独立的，随着医学对心肺功能的不断认识，发现心肺功能密切相关，故而开始把心肺作为一个整体来进行康复治疗，而进行心肺局部功能的康复往往还达不到很好的效果，研究扩展到"肺 - 心 - 运动肌群"为一个整体来进行全局康复，以提高患者的整体功能。

心肺康复是以功能恢复为基础的心肺康复在训练之前要进行心肺

功能的评估，包括患者的主观感受和专业设备的评价，从而获得训练的尺度，保证训练的有效性及安全性。除评估心脏功能、判断病情外，亦要排除康复治疗的禁忌证及可能加重心脏负荷的疾病。

Morris 开始把康复量表广泛应用于各个 ICU 单元，是多学科渐进方法的基本模板。此量表确定了六个级别，通过医学状况的评估定义每个级别，心肺系统和神经系统状况、合作水平、功能状态（肌肉力量，活动水平），体位形式（移动）和康复治疗。准确评估合作水平和心肺功能储备以及筛查其他可能妨碍早期活动的因素极为重要。评估内容包括基础评估，合作水平，关节活动性，四肢肌肉力量，呼吸肌力量，功能状态（适用于长期入住 ICU 的患者）等。

2018《中国呼吸重症康复治疗技术专家共识》提出重症康复基本原则：①多学科合作，进行心肺功能评估。综合评估患者，全面进行病例分析、检查、检验等制订预期目标和治疗计划。②保证管线正常运转，注意输液管、导管的放置、呼吸机管道管理、关注心率、血压、氧饱和度及患者反应。③治疗方案要循序渐进。④保护自己及患者，防止传染。⑤关节活动训练与肌力训练。⑥呼吸康复与心脏康复并重。此原则亦同样适用于心血管重症患者，但由于心脏疾病重症康复过程复杂，康复过程中可能出现多种并发症与意外情况，因此，康复治疗时，康复医师应与重症医学科医师紧密合作，针对患者具体情况制定个体化运动处方。运动处方的内容主要包括运动种类、运动强度、运动时间和频率等。运动种类主要采用有氧运动（连续有氧运动或间歇有氧运动）与抗阻力运动结合的方式进行。

心脏重症康复实施过程中需明确禁忌证。根据 2011 年欧洲心力衰竭协会和心血管预防与康复学会共同制订的《心力衰竭运动训练共识》中确定的心力衰竭患者运动试验和运动训练禁忌证的标准，选择适合进行康复运动的患者。该共识将以下 10 种情况列为运动试验的禁忌证：①急性冠状动脉综合征早期（2 天内）；②致命性心律失常；③急性心力衰竭（血液动力不稳定）；④未控制的高血压；⑤高度房室传导阻滞；⑥急性心肌炎和心包炎；⑦有症状的主动脉狭窄；⑧严重的梗阻性肥厚型心肌病；⑨急性全身性疾病；⑩心内血栓。以下 6 种情况列为运动训练禁忌证：①近 3 ~ 5 天静息状态进行性呼吸困难加重或运动耐力减退；②低功率运动负荷出现严重的心肌缺血（< 2 代谢当量，或< 50W）；③未控制的糖尿病；④近期栓塞；⑤血栓性静脉炎；⑥新发心房颤动或心房扑动。

理念先于行动，重症康复迫在眉睫。心血管重症康复不是康复的禁区，而是新的医学理念的处女地，2016 年批准实施的《"健康中国 2030"规划纲要》也强调要早康复，建立多学科、跨学科的医学概念和医学模式，减少患者残疾及 ICU 后巨额经济支持势在必行。

（马宇洁）

4.7　心血管疾病住院期间如何运动

心血管疾病在严重失代偿期住院治疗是必然的，由于心脏功能恶化、心肌缺血、心律失常、血管破裂、血栓形成与栓塞等因素，机体需要休息、药物调整、介入疏通、手术干预来缓解心脏血管应激状态。由于心脏是机体实现运动的直接相关器官，住院期间如何做好科学运动非常重要。

住院期间心血管疾病受试者的早期运动的主要目的有：改善组织代谢、促进胃肠功能恢复、改善微循环、防压疮、防 DVT、改善呼吸功能、防坠积肺炎、防卒中、改善睡眠、精神放松。核心病理生理机制是：在心功能相对低下的情况下，组织血液灌注不足，局部循环血流相对慢，组织容易产生缺氧、增加无氧代谢、血流缓慢代谢产物也不容易排空，很容易造成组织坏死、血栓形成、炎症、感染及神经功能障碍。

适当的早期运动可改善组织代谢、改善心脏功能、大大减少并发症。但是，不当或者过量的运动又会超过心脏血管的承受能力，造成负面作用。因此，需要因人而异，明确其主要病情的特点及变化规律，遵照原则，科学地做好早期运动。

4.7.1　住院期间的运动原则

（1）严格按照医嘱护理级别，避免医疗纠纷

护理人员、陪护、家属一定与主管医生认真交流评估、分析医嘱要求，个别医生不注重早期运动，可以给予运动治疗建议或者咨询其他相关专家，除达到科学运动的目的以外，更重要的是避免住院期间的医疗纠纷。

（2）心功能分级是活动量的基础

由于心脏功能受损程度不同、所处的恢复期不同，所以，选取运动方式、运动强度一定以心功能的即时状态为根据。除此之外，也注意受试者的身体基础状态、血管有无穿刺点或者固有病变的出血风险、有无恶性心律失常的风险等。

（3）分清急性、不稳定病变还是慢性、稳定病变

同样血管的狭窄程度，急性不稳定病变选择运动要轻柔稳妥，而慢性稳定病变则可以逐步加量，以达到更好的效果。

（4）必须注意体力、营养状况

对于体力没有恢复或者营养状况差的受试者可以首先采用被动活动，或者床上卧位活动。比如翻身、按摩、勾脚、抬头、绷腿、拱腰。逐步适应加量。

（5）渐进加量运动模式

对于病情较重的、年龄大的人群要逐步增加运动量，避免诱发心血管急症。对于服用扩张血管药物的受试者一定不能突然变换体位以防晕倒。

（6）咳嗽、翻身、叩背是重症患者重要的活动

咳嗽、翻身、叩背是重症护理的内容，但是，对于重症患者，就是很好的运动，作用非同小可。所以，一定按时定量去做，不能因为患者"挺平静"或者由于"心疼"怕折腾患者而拒绝执行，在某种意义上，它的治疗价值大于药物。

（7）重症卧床的活动的方法与技巧

先从被动活动做起，早期可以选用悬吊移位、抚摸、震动、吹气球，甚至晃动、间断摇床都会有用。另外，可以抬头、握拳、勾脚、翻身、抬腿、牵引带辅助起坐。然后逐步发展到坐床边、站床边、扶床、扶墙活动。

（8）注意脑供血情况及卒中后遗症

心血管疾病常常伴发脑血管疾病，所以既要注意已经发生脑血管问题的后遗症，又要当心新发的脑血管病变，避免发生摔伤。

4.7.2　什么是床边活动、室内活动、病区活动及轻负荷运动

床边活动就是站在床边，基本不脱离监护和输液管路，并且可以吸氧、随时可以平卧，可以促进肠道蠕动和排尿；室内活动指限量活动，运动可能造成不适，随时需要休息，适于体力弱、自主能力差、心功能刚开始恢复阶段；病区活动及轻负荷运动说明病情已经相对稳定，有一定的自主性、可以有一定走路速度，要求一定的量，专业的病区会有标记显示行走的距离、也可以携带中心监护设备活动。

4.7.3　运动时输液、引流和监控管线如何处理

如果允许运动，多数监控管路是可以临时断开的，但是，需要通知医生护士，必要时更换为可移动设备。输液设备有专门的移动支架，但一定注意管路不能打折，更要注意由于体位改变引起的输液速度变化。引流管一定要可靠固定，避免牵拉引起疼痛，最好不要让人提着随行，有与胸腔相通的管路应该临时夹闭。运动结束时，一定重新核对管路及输液速度。

4.7.4　护士、护工、陪护家属的训练

在这方面最关键的是学习好方法、与医生多交流、贴身护理，避免拉扯的方向错误引起不适。另外，要注意协助运动的人员，如有呼吸道感染要回避，同时注意，避免病友之间交叉感染，一般情况不建议串病房、近距离聊天。

4.7.5　活动时段的选择

首先，最好错开治疗密集的时间点。其次，选择精神状态最好的时间，比如早上、午休后、睡前。最后，注意避开餐后即刻运动。

4.7.6　疼痛、室温、体温对心功能的影响

疼痛是组织损伤或潜在组织损伤所引起的不愉快感觉和情感体验，伤害性刺激时发生在大脑皮层的厌恶和不愉快感觉往往与其他感觉（如胀痛、绞痛等）混杂在一起，组成一种复合感觉，不是独立、单一感觉。疼痛与生理、病理情绪、心理等因素的关系已经非常明确，适当止痛有利于运动、改善呼吸状态。在室温、体温合适的情况下，运动更舒适、效果更理想。

4.7.7　支架、搭桥、滤器术后活动的区别

支架和搭桥术后因为有伤口、体力、心功能的差异有所不同，不能一概而论。比如单纯的心绞痛或下肢痛、心功能正常、介入治疗术后，建议早下地活动以促进血流，减少支架内血栓形成，而搭桥患者一定要注意全身状态恢复。下肢深静脉血栓的患者，已经发现一定要适当制动预防肺栓塞及猝死，但是，如果静脉滤器植入术后，一定要积极促进下肢活动。虽然不能下床活动，但是，活动促进血液循环是减少血栓进一步发展的最佳手段。

（陈　霞　张红超　卫小娟）

推荐大毛巾辅助翻身叩背法——毛巾选择：宽 60 ~ 80cm，长 100 ~ 120cm，浴巾厚度。优点：护士省力，患者痛苦少，减少皮肤机械伤，切口更安全，减少连接管道扭折。适用人群：高龄，衰弱，意识不清，胸部切口，气管插管或切开。可在医院护理、康复中心、家庭应用。具体操作见图 4.7.1 和图 4.7.2。

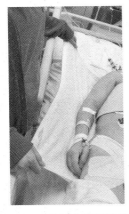

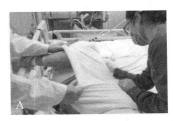

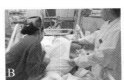

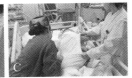

图 4.7.1　大毛巾放置的位置　　　　图 4.7.2　大毛巾翻身方法（A ~ C）

示范者：空军特色医学中心心脏手术专业护理组（正在为一名冠状动脉旁路移植术患者进行肺部护理）。

4.8 高龄老人的运动治疗特点

据美国《医学快报》报道，德国莱比锡大学和萨尔大学的研究者发现，与力量锻炼相比，耐力训练能更好地抵抗衰老。研究人员选取了 266 名身体健康的年轻人，他们平时都不怎么参加体育运动。参试者被随机分入耐力训练（连续跑步）、高强度间歇式训练（热身后将快跑与慢跑交替进行 4 次，最后通过慢跑冷却肢体）和力量训练（在器械上做循环运动，动作包括体后屈、卷腹、坐姿下拉、坐姿划船、坐姿小腿屈伸、前腿肌伸展、推胸和仰卧抬腿等）三组，以及一个不运动的对照组。前三组每周锻炼 3 次，每次 45min，总共有 124 人坚持下来。在研究之初和最后一轮运动后，研究人员分别分析了参试者血液样本中白细胞的端粒长度和端粒酶活性。结果显示，与对照组相比，前三组参试者端粒酶活性和端粒长度都增加了，这对防止细胞衰老、提高细胞再生能力以及健康衰老都很重要。不过，与力量训练组相比，其他两组的端粒酶活性高了 2～3 倍，端粒长度也明显增加。研究人员表示，耐力训练是促进健康衰老的重要机制，其中一种可能性是由于这种类型的运动影响血管中的一氧化氮水平，促使细胞发生积极的变化。

随着人民物质生活水平的提高，以及精神文明建设的发展，尤其是我国在 2008 年承办奥运会之后，随着"全民健身"口号的提出，全民健身上升为国家战略。大家对健康的重视程度急剧增长，老年人由于更容易受外界媒体和各种信息渠道的影响，生活中许多老年人把运动和保健药物当作健康的两大法宝，但是在运动方面缺乏科学性的指导。目前大部分的运动，均以提高活动能力预防功能下降为主要目的，不具有个体化和特异性。

老年人个体差异很大，国外学者在 1987 年将老年人划分以下几种类型：①运动员型老年人：55 岁以上，健康状况良好。②青年型老年人：55 岁以上，健康状况中等。③老龄型老年人：75 岁以上，健康状况低下。

运动员型老年人能完成大部分成年人和青年人的运动锻炼项目，几乎不用作调整；相比之下，青年型老年人有着较低水平的健康状况，其运动锻炼受到一定的限制，类似于心脏康复锻炼计划所制定的内容，这一计划强调大肌肉群进行低强度的动力性运动。在他们力所能及的范围内，鼓励他们尽量采用步行、骑车及游泳等运动锻炼方式；老龄型老年人的心脏功能健康水平极差，大多数活动以坐或有支撑的站姿才能完成。对于这类老年人，目的是让他们尽可能地维持他们的健康水平，以使他们能自己照顾自己的日常生活。因骨质疏松易导致的骨骼损伤，强调采取步行、骑车、游泳等容易控制运动量的活动是很有必要的。

2018 年《科学报告》表明，定期运动除预防疾病外，还能促进大脑健康（减少痴呆症的发生，改善睡眠），尤其是对于老年人来说，通过运动治疗可以改善身体机能进而降低跌倒和跌倒相关伤害的风险，有助于他们保持自主生活的能力，通过运动治疗，冠状动脉的血流量明显增加，从而保证大脑、心脏等重要器官的血氧供应，使人精力充沛。

因为肌肉质量和骨密度的下降，高龄老人运动应该以低强度和简单为主，应全方位提高老年人的身体素质，包括心肺耐力、肌肉力量、关节活动度和灵敏性等，选择运动时应充分考虑老人的疾病史、服药情况、年龄、运动史和运动偏好等，对于高龄老人没有绝对适合的运动。

不要迷信"春捂秋冻"的说法，秋季冷空气活动频繁，气温、气压、风速等气象要素变化很大，容易引起旧病复发，或者出现新的疾病，对患有慢性病的老人来说，不仅不能"秋冻"，反而还要注意保暖。另外要选择空气质量好，温度适宜的天气，进行慢跑、打太极等有氧运动，以全身发热、微微出汗即可。

高龄老人运动治疗的总原则：适量、适当和补充维生素 D。适当的运动可以增强肌肉含量，对他们的生活自理能力有帮助，且能增强心肺功能，运动适量可以减少老年人跌倒风险。除此之外，衣服要穿的宽松舒适，鞋子要防滑，早上刚起床不要立即站起来，动作应缓慢（3 个 1min：醒来后躺 1min，床上坐 1min，床边坐1min），避免体位性低血压。

老年人运动最常见的问题是：多数合并有心肺脑血管病史，它们直接影响到老年人的运动能力，尤其对于合并有心血管疾病的老人，运动是一把典型的"双刃剑"。科学的运动治疗可以促进心血管疾病康复，同时不当的运动可能诱发疾病发作甚至致死。患有心血管疾病的老年人，不能承受强度太大的运动，以免引发心脑血管的再次损伤，但可以做一些强度低、柔和的、减少负重的运动，要做到有针对性的运动训练，最好具体到个人。总的来说有如下原则：①首选静态运动，比如拉伸、慢步、太极、八段锦等。②注意环境变化，寒冷、大风、流感期间、酷热期、花粉期都应该注意，可以选择特殊的运动治疗环境，如梯度氧吧。③注意药物的合理应用，不仅及时用药，也要选择药物起效稳定的阶段活动更为安全有效。④现在的观点，即使严重的心血管疾病也要倡导早期运动，甚至从悬吊式移位机开始。⑤老年人有氧运动的标准不同于年轻患者、更不同于普通健康人群，多数需要外源性氧供支持。

（陈　霞　张红超）

4.9　下肢血管疾病的运动管理

4.9.1　下肢动脉血管缺血性疾病

（1）什么是下肢动脉硬化症：人类的血管系统负责输送全身的血液，从脚趾到大脑循环系统无处不在，维持组织供氧和代谢活力。由于长期吸烟、高脂血症、高血糖、高血压、老龄化等因素作用下，血管逐渐形成斑块而管腔变窄时，血液流速减慢，若未能及时正确的控制与治疗，疾病便形成了。下肢动脉硬化症，老百姓俗称"老寒腿"，一般是指由于动脉粥样硬化致下肢动脉血供受阻，从而产生的肢体缺血症状与体征。

（2）怎么识别，有什么症状：全球越来越多的人正受到外周血管病（PAD）的影响，通常根据被阻塞血管部位不同，会有不同的症状。比如颈动脉阻塞时会出现卒中或微卒中，下肢血管变细或堵塞时因为病人行走，腿部肌肉收缩，因供血不足，会产生疼痛。不幸的是几乎75%的人没有发现血管病变，因为他们没有明显的症状。肢体产生症状的本质是由于血供调节功能减退，动脉管腔斑块增厚及狭窄的进展程度与速度，出血或血栓形成和侧支循环建立的不足，代偿血管扩张不良，一氧化氮产生减少，对血管扩张剂反应减弱和循环中血栓烷、血管紧张素Ⅱ、内皮素等血管收缩因子增多以及一些血液流变学异常，导致血供调节失常和微血栓形成。在运动时耗氧量增加而上述调节功能减退，以致出现氧的供需平衡失调，从而诱发缺血症状，缺血时的低氧代谢增加了乳酸的堆积，引发局部疼痛、紧束、麻木或无力，停止运动后即缓解。所以早期症状不明显，在管腔狭窄，机体失代偿的情况下才会出现不同程度的疼痛。随着病情的变化，下肢长期缺血缺氧，会伴随出现患肢温度减低，营养不良，皮肤变薄、亮、苍白，毛发稀疏，趾甲增厚，严重时可出现静息痛，出现水肿、坏疽与溃疡症状。

（3）哪些人群需要注意下肢血管疾病的发生：根据目前调查研究结果显示，80%～85%血管硬化的危险因素，吸烟仍然排在第一位，其次是糖尿病，其余的包括没有控制的高血压、高胆固醇血症、外周血管病的家族史、高龄等。另外高脂、油炸等饮食方式，也可以增加患外周血管病的风险。外周动脉疾病是全身性疾病的一部分，因此在临床病史包括心血管危险因素，如吸烟、糖尿病、高血压、高脂血症等高危因素的患者，结合评估个人史和家族史，应重点注意下肢血管情况。

（4）医院确诊治疗：初步诊断通过感受颈部或腿部的动脉搏动及患者基础疾病情况，阶段性血压测量，运动时患者出现的症状及肢体血供状态等来评价患者患外周血管病的可能性。目前临床诊断通过非侵入性的可视性超声检查，来观察血液流动的情况。下肢血管CT成像可以准确评估下肢血管情况。下肢血管造影仍是金标准。

（5）后期生活运动康复指导：我们常把动脉血管比喻为金属水管，在长期一些外在不利因素的作用下，便容易形成铁锈、水垢等，不同的是血管的硬化我们不能定期去清理，一旦硬化斑块等形成，便不可逆，此过程的发展有快有慢，而我们所有干预目的仅限于延缓其进展的速度。积极合理地控制危险因素是延缓疾病进展的重要保障。如戒烟，控制血压、血糖、血脂，调整饮食等，注意下肢清洁、保湿、保暖、防止外伤等。

2011年欧洲心脏病学会在《外周动脉疾病诊疗指南》中提出下肢动脉硬化的治疗原则，控制原发疾病的基础上重点强调戒烟，改变生活方式和日常锻炼。2017年的《外周动脉疾病诊疗指南》（以下简称《指南》）推荐外周动脉疾病患者应戒烟（证据等级：I，B），被动吸烟也应该予以评估和预防。资料显示，运动锻炼能有效增加侧支循环，减轻缺血程度，减轻患者症状，改善运动耐量，运动尽可能与多种危险因素干预结合起来，成为下肢动脉硬化闭塞症高危人群和患者综合治疗的重要部分，建议以症状限制性的有氧运动为主，方式主要有步行、慢跑、骑自行车、游泳等。2017 年《指南》指出，有氧运动—合适的步行锻炼，在外周动脉疾病患者中的疗效已经得到广泛认可，不仅可增加无痛行走距离，还能减少心脑血管疾病相关死亡。《指南》推荐所有外周动脉疾病患者应接受健康饮食和体育锻炼（证据等级：Ⅰ，C）。外周动脉疾病患者每周步行锻炼 ≥ 2 次能提高间歇性跛行患者的行走距离，间歇性跛行患者应进行有计划的步行锻炼。虽然每次运动时间和每周运动频率并不是独立的预测因素，但外周动脉疾病患者应至少每次运动 30min，每周运动 3 次，该运动强度显著好于其他轻微运动的效果。最实用的运动治疗方法是，运动出现症状后休息 5 ～ 10min，然后继续行走，出现症状再次休息 5 ～ 10min，循环往复 5 ～ 10 次，长期坚持可以达到药物及介入治疗同样的效果。需要强调两点：①由于下肢没有持续做功的基本需求，可以利用缺血性代谢产物刺激组织血管再生和增加组织耐缺氧能力，它是安全的过程。②对于下肢动脉疾病，运动是非常理想的治疗方法，但是，一定要保护好皮肤，避免外伤。

4.9.2　下肢静脉血栓症的运动及管理

（1）什么是下肢静脉血栓形成：人体内的血管就像巨大的交通网络，下肢静脉伴随动脉而行，都是单行线，静脉瓣控制着血流只能由下向上回到心脏，血管壁的完整及血液成分的正常保持着血流的通畅，秩序井然。如果其中任何一个环节出现问题，如管壁完整性破坏，血液成分比例失调，血流速度减慢，静脉瓣开关不良等，长期淤滞于血管中的血液便会形成静脉血栓，简单说就是血液在深静脉内不正常凝结引起的病症。

（2）主要有哪些表现：下肢静脉血栓的形成往往表现较为隐匿，并且患者发病年龄窗较宽，如果血栓位置较低，或较小的情况下较难发现，临床也无明确的体征，多数是就诊于其他疾病的过程中检查或化验筛选出来。血栓在静脉中形成后会影响下肢的血液回流入心脏，如果血栓较大，管腔阻塞严重的情况下，局部压力会增大，部分患者会表现为患肢肿胀、疼痛，活动后加重，抬高患肢可好转，局部会出现发红、发热。相关的体征有血栓远端肢体或全肢体肿胀，皮肤正常或轻度淤血，重症可呈青紫色，血栓发生在小腿肌肉静脉丛时，可出现血栓部位压痛，偶有腓肠肌局部疼痛及压痛、发热、肿胀等，通常我们称之为周围型静脉血栓。如果在髂、股深静脉血栓形成后，腿部明显水肿使组织内压超过微血管灌注压而导致局部皮肤发白，称之为中央型静脉血栓。当发病后期血栓机化后，可出现静脉功能不全、浅静脉曲张、色素沉着、溃疡、肿胀等，称为血栓栓塞后综合征。

（3）哪些人群需要重点关注：随着目前生活方式及工作方式的变化，静脉血栓的起病隐匿，多于妊娠、肥胖、外伤、手术、卧床过久、长时间静坐造成的血流瘀滞，恶性肿瘤、骨髓增生性疾病引起的凝血功能亢进，口服避孕药，溶血危象都会导致静脉血栓。

（4）正确认识下肢静脉血栓：由于下肢静脉血栓起病隐匿，目前多数患者对其认识不足，造成合并肺栓塞的发病率高，国家呼吸系统疾病临床医学研究中心、中日医院呼吸与危重症医学科王辰院士等通过对 2007 ~ 2016 年 90 家医院的数据进行分析发现，十年来肺栓塞住院率(伴或不伴深静脉血栓形成)从 1.2/10 万人增加到 7.1/10 万人，增加 6 倍。死亡率从 8.5% 降低到 3.9%。在欧洲，每年因静脉血栓栓塞症（VTE）死亡的人数，超过了艾滋病、乳腺癌、前列腺癌、交通事故死亡人数之和。静脉血栓栓塞症是一种严重的威胁生命的疾病，包括深静脉血栓形成和肺栓塞。但是，中国的 VTE 负担数据很少报道。正确地、及早地识别静脉血栓至关重要。

（5）积极正确地诊断治疗：重视生活中不明原因的下肢肿胀和疼痛，对于妊娠、肥胖、外伤、手术等高危患者应及早预防，可进行早期脚踝运动进行预防，严密观察下肢的血栓情况。目前诊断主要依赖于临床症状、体征、血液检验及下肢静脉超声。

（6）日常活动指导：静脉血栓起病隐匿，临床表现多样，多数患者会无意中发现单侧下肢肿胀，在生活中，人们发现腿肿、疼痛，很多人的第一反应就是"揉"，总觉得揉一揉或是歇一歇就好了，而不积极去就医，由于不正当的运动及疾病本身的进展，有部分并发了肺栓塞等严重的并发症。因为新形成的血栓松软，与血管壁的结合不牢固，不正确的挤压或揉搓很容易使其与血管壁分离，脱落。一旦脱落，血栓就会随着血流漂移到全身各处，堵塞血管，我们常见的堵塞部位是肺内血管，也就是肺栓塞，严重者甚至危及生命。因此正确地认识、及时地诊治、合理地运动、促进血液循环是治疗的关键。

（7）下肢静脉血栓的合理运动：血液顺畅流动是避免血栓形成的最基本条件，血栓形成时限制活动是为了预防肺栓塞，主要针对血栓平面较高的患者，此类患者也不是绝对卧床，建议平卧位运动或自粘绷带固定运动，根据目前小规模的临床实验发现脚踝运动可改善患者下肢血流，即患者可平卧位，双膝自然伸展，用全力勾双脚，脚尖朝向自己最大限度持续 10s，然后脚尖缓缓下压，绷脚至最大限度保持 10s（根据患者自身情况调整），然后放松，每组重复 8 ~ 10 次，每次练习 3 ~ 5min，练习时间及次数可根据患者的实际情况，一般以不引起患者疼痛或其他不适为宜。此动作有助于增加下肢的血液流动，带动全身的血液循环，预防血栓。另外此运动也主要用于术后长期卧床，长期久坐及久站的情况。肢瘫不能运动的患者，建议主动与被动结合，依靠扶具。肢瘫的患肢感觉缺失会导致不能及时发现外伤、感染、压疮，比正常肢体更容易发生血栓。所以，一定主动与被动相结合，必要时依靠扶具促进肢体活动，减少动静脉血栓形成。

对于血栓平面低，如在小腿，已经是陈旧血栓或已经安装滤器的患者，应该鼓励适当运动，对合并静脉回流障碍、下肢肿胀的患者加用弹力袜、自粘绷带，可采用平卧位蹬踏动作。活动强度以患者自身的感受为主。

需要强调的是：①血栓一旦形成就像"雪山形成"，快速溶栓就可能导致"雪崩"，大块血栓可能导致致命堵塞；②在血栓治疗中经常遇到出血与抗凝的矛盾，永久与临时静脉滤器可能是解决这个矛盾的手段；③血栓形成又像森林失火，大火扑灭后不能小瞧"暗火"，风一吹即可复燃，更为可怕。所以血栓治疗不能轻视小血栓和残余血栓，对于这些情况更应该合理治疗、科学运动；④下肢静脉血栓治疗结果不能强求完全血栓消除，由于静脉更容建立侧支循环，静脉堵塞一般不至于导致截肢，过度取栓或者支架只是短暂通畅，多数在远期形成更严重的后果，一定更重视运动促进侧支循环形成的作用；⑤静脉血栓患者运动不能长期直立位，也不能长时间运动，有可能加重损伤，急性期与亚急性期推荐平卧或者半卧位下肢运动。

4.9.3　关于周围血管健康的认识

无论是下肢动脉硬化或是下肢静脉血栓良好的生活方式必不可少。怎么才能养出好的血管呢？日常生活一日三餐要讲究，目前快节奏的生活方式及中国典型的重口味餐饮，高油、高盐、高糖等"重口味"炮制出来的饮食，会使血液变得黏稠，不同程度的损伤血管，再加上工作模式所造成久坐、久站，运动量少等，是造成血管硬化或血栓形成的重要原因。因此注意膳食平衡，多吃水果、蔬菜，少油腻；多蒸煮，少油炸；还可多吃一些"血液清道夫"类的食物，比如洋葱、红薯、燕麦、山楂等，在平衡饮食的基础上，合理的有氧运动如健步走、慢跑、爬山等有增强心功能，促进全身血液循环、降低血液黏稠度的作用，还能促进代谢，有助于血液中的"坏"物质排泄，从而能延缓血管硬化或避免血栓形成。

吸烟有害健康，更是血管的克星，2016 年《心脏》（*Heart*）杂志发表的一项英国研究表明，与不吸烟者或戒烟的同龄者相比，50 岁以下中青年吸烟者发生心肌梗死的风险增高 8 倍。那么二手烟呢？2017 年指南首次强调外周血管疾病提出戒烟，此外被动吸烟也应该予以评估和预防。最近在《美国心脏病学会杂志·心血管影像学子刊》在线发表的一项研究表示二手烟可致受试者出现动脉粥样硬化，且严重程度与二手烟暴露量呈量效关系。在《美国心脏病学会杂志》上的一项研究发现吸烟对外周血管疾病的影响程度最大、时间最长，即使戒烟，相对于不吸烟者，外周血管风险增高在戒烟后可持续 30 年，冠心病风险在戒烟后则可持续 20 年。所以建议及早戒烟，并保护自己不受二手烟的伤害。

快速发展的社会，造就快节奏的生活方式，熬夜已经司空见惯，熬夜使疾病低龄化，包括心脏病、猝死、糖尿病、高血压等，也为我们敲了警钟，由于熬夜容易打乱生物钟，使机体分泌过多的肾上腺素和去甲肾上腺素，从而使血流减慢、黏稠度增加，造成心脑血管疾病急症的高发病率。规律的作息是预防的关键。

现代社会生活及工作给人们带来不同程度的压力，容易被焦虑及抑郁等不良情绪困扰，研究证实焦虑、抑郁等不良情绪可通过神经内分泌调节导致内皮细胞的损伤，从而诱发各种血管事件，释放压力及调整情绪也可起到疾病预防的作用。众所周知，笑可以释放压力，减轻血管内皮细胞的炎症反应及损伤，使管腔内血流通畅，预防血管相关疾病的发生。

（卫小娟　张红超　陈　霞）

4.10　季节变化期间运动可以减少血栓性疾病

有医院工作经验的人都知道，气候变化的时候心肌梗死、脑梗死、肺梗死、下肢深静脉血栓、下肢动脉血栓、心房血栓的患者都会翻倍增加，甚至出现阶段性住院难。

气温不稳定，忽冷忽热对人体血管功能影响很大。寒冷可以引起血管收缩、血管阻力增加、血液黏度增加、血容量减少等，因此，在这个阶段容易引起高血压、头晕、脑卒中、心绞痛、心肌梗死、下肢冰凉、疼痛，甚至冻伤、溃烂。

气温突然变凉，多数人都会表现活动减少，甚至开始"猫冬"。不活动会引起末梢血液循环减少，温度降低，继而血管进一步降低收缩，血流更少，形成恶性循环。末梢血管收缩及受凉还会诱发全身血管收缩，出现尿频、血压升高、头晕等。

血管收缩可以发展为血管痉挛，血管变细必然增加血流阻力，继而导致血流缓慢，容易形成血栓，另外，低温本身就是导致血液黏度高的因素之一。可想而知，对于血栓高风险人群，低温会使发病风险大大提高。

气温变化幅度大对已经有血管病史的患者更是挑战，每年寒露至霜降这个阶段，虽然气温还不是最低，但是不断变换的气候对有血管基础病变的患者来说，适应起来非常困难，因为，他们血管的自身调节能力已经严重降低，有过干预性治疗的患者更要重视。如心肌梗死、脑梗死康复期，支架介入治疗、冠脉搭桥或下肢动脉搭桥后有下肢跛行、糖尿病足、肺栓塞及下肢静脉曲张。

从病理生理学上看要注意以下几点：

（1）让机体有逐渐适应过程，合理保暖，忌冷水澡、冬泳、突然剧烈运动等。

（2）创造环境做好适应性运动，选择好时点、做动准备工作、运动后保暖及补充热量。为适应冬季做准备。

（3）没必要刻意补充饮食，多数人因为活动减少而消化功能降低。但适当热量摄入刺激代谢也可以促进微循环灌注。

（4）对于有过血管病变事件的患者可以到医院评估病情，尤其有感觉异常的更不能大意，需要时可以在医生指导下调整用药方案，不排斥给高风险人群静脉用药预防。

（5）预防感冒，体弱人群可以接种疫苗或者免疫治疗。有条件者可以选择移居南方越冬。

综合以上方法，最简单易行且有效的方法就是运动。对于心智清楚可以自主活动者，最忌讳久坐不动。扑克、麻将、棋类不是理想活动方式。

达到预防血栓目的要做到：多次适量活动，至少活动到全身发热、微汗。强调多次活动或者多做长时程户外活动，避免越待越静越凉越懒得动，要养成兴趣运动习惯。

对于活动不能自理的患者，因为其自我代偿能力弱，首先要保暖，其次要周期性被动活动。还要注意的是强化失功肢体的保暖与运动。

对于有过肢体血栓的患者，下肢规律运动一定要坚持。如勾脚、绷腿、抖腿。尤其在久坐、久蹲时更应注意。

（张红超）

4.11 运动与心源性猝死
——"心"事早知道（摘自人民政协网）

我国每年发生心脏性猝死的人数约 54.4 万，平均每天有上千人猝死。在所有猝死中，心脏原因引起的猝死占了绝大多数。其实，心血管疾病是可防可治的，并且，心血管疾病发作前往往是有征兆的。因此，请大家多"用心"来听一听自己的心跳。

其实心脏就像人体的"发动机"，每时每刻都在兢兢业业地工作，一旦出现问题，就会牵一发而动全身，比如猝死。实际上，在所有猝死中，心脏原因引起的猝死占了绝大多数。根据统计学分析预测，我国每年发生心脏性猝死的人数约 54.4 万，平均每天有上千人猝死。

那么，到底是什么原因导致了心脏猝死的发生呢？这要先说说猝死人群的分类。目前来说，见诸报端的猝死人群大致有以下几类：

首先是最常见的心源性猝死。广大的中老年心脏病患者，包括冠心病、心律失常、心肌病、瓣膜病等基础性疾病患者，常出现这种情况。当然，其中还包括一些比较隐蔽的疾病如心脏冠脉血管痉挛，也会出现心源性猝死的状况。

第二类是最痛心的一类——由于压力大造成的中青年猝死。他们的猝死有两个极端，一个是过劳死，为了进度或加班费透支生命，如敬业的快递哥、出租车的哥等；另一个极端是疯玩族，如因电子游戏、异常性行为等导致的猝死。

第三类是最可惜的一类猝死，也可以说是职业性猝死。这类猝死人群一般是指高强度行业从业者，包括医生、媒体人、行政官员、计算机从业人员等。这部分人多数年富力强，是工作中的骨干，他们的猝死是社会财富的极大损失，因而从某种意义上来讲，这些人在从事新型的"高危"职业。

在这三大类的猝死群体中，中青年猝死人群与日俱增，这也成为社会关注的焦点。

为什么年纪轻轻就猝死了呢？其实，与老年人相比，中青年人发生心肌梗死时病情往往更重，因为老年患者平常都在服药，已经积累了一些相关常识，也比较重视预防措施，而年轻人发生心肌梗死前可能无任何征兆，并且多数生活压力大没时间上医院，一旦发生心肌梗死，心肌坏死面积可能更大，如延误治疗，极易猝死。

不久前我就接诊过一个 26 岁的心肌梗死患者。他是一名外企员工，平时喜欢运动，自认为身体很好，但是年底遇到公司加班整理资料，连续熬夜两天后，开始觉得心慌，但以为是没有休息好，补补瞌睡应该就能恢复。然而，心慌持续一周后，1 月 6 日，突然胸痛加剧，伴随呼吸困难。最终，这位患者被同事送到了医院急诊科，当我们见到他时，他的生命体征已经到了极其危险的状态，幸运的是抢救及时，这位年轻人得救了。

病情稳定后，我建议这位患者做一个冠状动脉造影。结果显示，该患者冠状动脉粥样硬化程度为多发多支重度病变，狭窄程度超过80%，这完全就是一个 60 岁的人才有的心脏啊。其实，年轻人通常自恃年轻力壮，身体健康，多数不会想到心脏疾病会威胁到自己的生命安全，这是值得所有人注意的。

对于心脏疾病，如何做到早期发现？早期预防呢？

其实，心血管疾病发作前往往是有征兆的。除了常见的胸闷、心前区不舒服（痛）外，冠心病的信号另有多种多样：比如胃痛、左肩痛、颈部发紧、不定性牙痛、背部不适、不能平卧、气短、面色惨白、乏力等。

我曾接诊过一位 60 多岁的女性，她喜欢运动，可以抬腿到头顶，可以打羽毛球，平时身体尚可，就是常常觉得背部发凉，肩胛区域疼痛，刚开始以为自己患有肩周炎或者颈椎病，吃药之后却迟迟不见好转。多次心电图也没有发现问题，但实际上该患者的状况就是心脏问题，因而也可以说，心电图不能作为心脏问题的唯一判定依据。

该患者所在的当地医院发现心电图显示正常，就忽视了冠心病，我们接诊以后进行冠脉检查发现心脏的回旋支严重病变，施行冠脉搭桥术后，症状完全消失。事实上，心血管疾病的发病因素众多，表现也是多种多样。该患者之所以误诊就是因为她是多支血管病变，抵消了心电图的向量变化，而这样的情况临床上却并不少见。

心脏问题当然不容忽视，但也不要过度担忧。很多人在工作或生活中会突然出现体虚乏力、心慌气短的状况，就以为这是心血管病的前兆，其实不一定。许多心脏以外的器官也可以表现得酷似心脏病，比如：颈椎病、食道痉挛、胸膜炎、肺癌、肋软骨炎等，这些情况都是"非心源性的心脏表现"。

那么一旦心脏出现问题，如何保健呢？

首先要实施专业的医疗保健。有心血管病危险因素的人群一定要坚持规范用药，并定期做身体检查甚至心脏专项检查。建议30～45岁人群每年一次，45岁以上人群每年两次。特别是心脏已经发现有器质性病变，而症状不明显的中年人，更不能大意。

其次是生活自身保健，如合理膳食、控制体重以及科学运动等。合理膳食可以控制过多摄入多余的热量、避免超重，同时保证充足的维生素摄入，这对血管健康十分有利。超重必然增加心脏负担，增加患心脏病风险。

就运动而言，预防心血管疾病的运动方式以有氧锻炼为主。但是运动要适度，不然会起反作用，对于特殊极限运动一定要做好心脏功能评估，比如蹦极、马拉松都可能会造成致命性危险。

　　此外，良好的心态对患者而言也至关重要。我还接诊过一位 46 岁的男性患者，他由于心肌梗死入院，冠脉造影检查中发现血管是完全好的，但是操作过程中发现他的血管具有高度敏感性，一个细小的导丝头导致血管几乎迅速闭塞，立刻严重的心绞痛发作，即刻给药后缓解。追问发现他属于家族性的"胆小"，家族中好几位都是稍受惊吓就面色苍白、四肢发凉、胸闷气短。像这样的人就容易在强刺激下发生心源性猝死，也就是说被吓死。这说明心脏和性格情绪息息相关。

（张红超）

（本文发表于 2017 年 4 月 12 日人民政协网）

后记

健康中国，从心做起！

关注"健康"是社会文明高度发展的表现。近年来，我国强化环境保护、建设"青山绿水"，人们的生存环境大大改善。脱贫攻坚意味着，中国即将消除贫困，走向小康社会，温饱已经不是问题。与此同时，医疗技术水平也大幅度提高，在临床应用方面与世界发达水平相差不远。综上所述，建设健康中国的"硬件"已经达到一定水平，但是，若要进一步提高国民的整体健康水平，应该同时提升"软"实力。所谓健康"软"实力，就是社会具体人群及其整体对健康的认识重视程度。

近日我国政府出台了《健康中国行动（2019—2030 年）》。同时，国务院还发布了《关于实施健康中国行动的意见》（国发〔2019〕13号）、《国务院办公厅关于印发健康中国行动组织实施和考核方案的通知》（国办发〔2019〕32 号）、《国务院办公厅关于成立健康中国行动推进委员会的通知》（国办函〔2019〕59 号）等重要相关文件，足见健康对中国的进一步发展有多么重要。《健康中国行动（2019—2030 年）》以全社会公众为主要对象，围绕重点健康危险因素、重点疾病、重点人群，不仅要倡导政府、社会、家庭和个人共担健康责任，而且要动员全社会行动起来，全民参与、共担责任、共享健康成果。

值得注意的是从文件中可以看出多次心脑血管疾病防治相关的指导策略，占了大量篇幅，对于运动对健康的重要性也非常重视。简要列举如下：

（1）我国以心脑血管疾病、癌症、慢性呼吸系统疾病、糖尿病等为代表的慢性病导致的死亡人数已经占到了总死亡人数的88%；导致的疾病负担占疾病总负担的70%以上。

（2）围绕疾病预防和健康促进两大核心15个重大专项行动。专项行动包括：健康知识普及、控烟、心理健康促进、心脑血管疾病防治、癌症防治等。

（3）实施心脑血管疾病防治行动。心脑血管疾病是我国居民第一位死亡原因。引导居民学习掌握心肺复苏等自救互救知识技能。对高危人群和患者开展生活方式指导。全面落实35岁以上人群首诊测血压制度，加强高血压、高血糖、血脂异常的规范管理。提高院前急救、静脉溶栓、动脉取栓等应急处置能力。到2022年和2030年心脑血管疾病死亡率分别下降到209.7/10万及以下和190.7/10万及以下。

（4）实施全民健身行动。努力打造百姓身边健身组织和"15分钟健身圈"。到2022年和2030年，……经常参加体育锻炼人数比例达到37%及以上和40%及以上。

（5）鼓励每周进行3次以上、每次30分钟以上中等强度运动，或者累计150分钟中等强度或75分钟高强度身体活动。日常生活中要尽量多动，达到每天6000～10000步的身体活动量。

文件中不仅显示了心血管疾病防治的重要性，而且，显示了健身运动的对心血管疾病及相关发病因素（如糖尿病、精神心理疾病、肥胖等）的重要性。目前，一个突出的问题是，我国现有近3亿人患有各种不同的心血管疾病。对于这些人群的防护需要特殊的手段，运动治疗由于其独特的优势，深受重视。但是，目前缺乏客观理性的指导读物。正如文件所述"生命在于运动，运动需要科学。为不同人群提供针对性的运动健身方案或运动指导服务。"所以，准确、专业、易懂、有吸引力的科普读物对健康中国非常重要，对心血管疾病防治更为突出。文件指出"把权威科学转化成公众听得懂、用得上的健康知识，才能真正起到普及健康知识的作用"。"服务方式从以治病为中心转变为以人民健康为中心，建立健全健康教育体系，普及健康知识，引导群众建立正确健康观"。2022 年实现"建立并完善健康科普专家库和资源库，构建健康科普知识发布和传播机制"。

在此背景下我们从临床和实际操作出发，根据最新基础研究进展，结合国内外动态及中国国情。以心血管疾病的运动疗法为背景，以现有心血管疾病人群为服务对象，组织各界相关领域专业人士进行科普宣传。希望通过专业指导与自我管理相结合来普及心血管疾病运动治疗知识。达到"每个人都是自己健康的第一责任人……""让健康知识行为和技能成为全民普遍具备的素质和能力。"希望以此为开端，为中国心血管疾病健康行动贡献微薄之力。

参 考 文 献

［1］曹荟哲.游离脂肪酸致胰岛素抵抗的相关分子机制研究进展 [J]. 解放军医药杂志，2017, 29（1）：114–116.

［2］陈伟伟，高润霖，刘力生，等.中国心血管疾病报告 2017 概要 [J]. 中国循环杂志，2018, 33（1）：1–8.

［3］陈文佳.Musclin 与胰岛素抵抗 [J]. 生理科学，2012, 43（1）：47–49.

［4］陈长志，杨光，毛颖，等.要重视心脏外科患者手术前后的康复治疗 [J]. 临床心血管病杂志，2018, 34（6）：536–538.

［5］段晓辉.骨骼和骨骼肌的内分泌功能参与代谢综合征发病 [J]. 国际心血管病杂志，2011, 38（2）：40–43.

［6］官春梅，艾宏亮，施翔，等.最佳运动耐量训练对慢性心衰病人临床疗效及预后的影响 [J]. 中西医结合心脑血管病杂志，2017, 15（16）：2022–2025.

［7］郭兰，王磊，刘遂心.心脏运动康复 [M]. 南京：东南大学出版社，2014.

［8］国际糖尿病联盟.国际糖尿病联盟全球糖尿病概览 [M/OL]. 8 版.2017. www.diabet esatlas.org.

［9］国家卫生和计划生育委员会.中国卫生和计划生育统计年鉴 2016[M]. 北京：中国协和医科大学出版社，2016.

［10］加德纳，麦金，麦克马斯.骨骼肌：结构与功能 [M]. 余志斌，译.西安：第四军医大学出版社，2020.

［11］姜德颖.心血管疾病防治随身书 [M]. 沈阳：辽宁科学技术出版社，2014.

［12］刘莉莉，孙子林.中美糖尿病运动指南对比 [J]. 中国医学前沿杂志，2013, 5（5）：12–14.

［13］刘胜，张先松.健身原理与方法 [M]. 武汉：中国地质大学出版社，2010.

［14］龙佳佳，庄小强，谭树生，等.重症康复治疗的研究进展 [J]. 广西中医药大学学报，2018, 21（2）：105–108.

［15］陆爱云.运动生物力学 [M]. 北京：人民教育出版社，2010.

［16］栾晓，宋红霞.心血管疾病患者生活保健须知 [M]. 北京：人民军医出版社，2014.

〔17〕毛玉珞，黄东锋，管向东，等．外科重症监护室中物理治疗对于患者的干预效应和结局分析 [J]. 中国康复医学杂志，2010,25（9）：850-851.

〔18〕荣湘江，孙绪生，杨霞．体育康复 运动处方 医务监督 [J]. 桂林：广西师范大学出版社，2000.

〔19〕王广兰，王亚宁．最佳运动疗法 [M]. 长沙：湖南文艺出版社，2000.

〔20〕王镜岩．生物化学 [M].3 版．北京：高等教育出版社，2007.

〔21〕王磊，王尊．运动康复疗法对心血管疾病的影响 [J]. 中国社区医师，2011（48）：6.

〔22〕王茂斌，曲镭．心脏疾病的康复医疗学 [M]. 北京：人民军医出版社，2000.

〔23〕王于领．运动与康复 [J]. 康复学报，2017,27（2）：1-5.

〔24〕吴晓军，秦俭，郭兴明，等．心脏储备功能指标评估慢性心力衰竭严重程度的研究 [J]. 重庆医学，2013,42（2）：143-146.

〔25〕徐军，张继荣，戴慧寒．实用运动疗法技术手册 [M]. 北京：人民军医出版社，2006.

〔26〕翟中和，王喜忠，丁明孝．细胞生物学 [M].4 版．北京：高等教育出版社，2017.

〔27〕张瑞．游离脂肪酸受体的结构、分布和功能 [J]. 生命的化学，2005,25（2）：92-94.

〔28〕中国康复医学会，重症康复专业委员会呼吸重症康复学组，中国老年保健医学研究会，等．中国呼吸重症康复治疗技术专家共识 [J]. 中国老年保健医学，2018,16（5）：3-11.

〔29〕中国营养学会．中国居民营养膳食指南（2016）[M]. 北京：人民卫生出版社，2016.

〔30〕中华医学会糖尿病学分会．中国糖尿病运动指南 [M]. 北京：中华医学电子音像出版社，2012.

〔31〕ADES P, PASHKOW F J, NESTOR J R. Cost-effectiveness of cardiac rehabilitation after myocardial infarction[J]. J Cardiopulm Rehab, 1997, 17: 222-231.

〔32〕ARNETT D K, BLUMENTHAL R S, ALBERT M A, et al. 2019 ACC/AHA Guideline on the primary prevention of cardiovascular disease[J]. Circulation, 2019（17）: CIR0000000000000678.

〔33〕ASSOCIATUON A D. Standards of medical care in diabetes—2011[J]. Diabetes Care, 2011, 30（Suppl 1）: S4.

〔34〕BEERE P A, GLAGOV S, ZARINS C K. Experimental atherosclerosis at the carotid bifurcation of the cynomolgus monkey. Localization, compensatory enlargement, and the sparing effect of lowered heart rate[J]. Arterioscler Thromb, 1992, 12: 1245-1253.

［35］BELARDINELLI R, PAOLINI I, CIANCI G, et al. Exercise training intervention after coronary angioplasty: the ETICA Trial[J]. J Am Coll Cardiol, 2001, 37: 1891-1900.

［36］BIFFI A, PELLICCIA A, VERDILE L, et al. Long-term clinical significance of frequent and complex ventricular tachyarrhythmias in trained athletes[J]. J Am Coll Cardiol, 2002（40）: 446-452.

［37］BOSMA M. Lipid droplet dynamics in skeletal muscle[J]. Experimental Cell Research, 2016, 340: 180-186.

［38］CLAUSEN J P, TRAP-JENSEN J. Heart rate and arterial blood pressure during exercise in patients with angina pectoris: effects of training and of nitroglycerin[J]. Circulation, 1976, 53: 436-442.

［39］COEN P M, GOODPASTER B H. Role of intramyocelluar lipids in human health[J]. Trends in Endocrinology and Metabolism, 2012, 23（8）: 391-398.

［40］CORRA U, PIEPOLI M F, CARRE F, et al. Secondary prevention through cardiac rehabilitation: physical activity counselling and exercise training: key components of the position paper from the cardiac rehabilitation section of the european association of cardiovascular prevention and rehabilitation[J]. Eur Heart J, 2010, 31（16）: 1967-1974.

［41］DALE M. Needham. mobilizing patients in the intensive care unit: improving neuromuscular weakness and physical function[J]. JAMA, 2008, 300: 1685-1690.

［42］DELISE P, GUIDUCCI U, ZEPPILLI P, et al. Cardiological guidelines for competitive sports eligibility[J]. Ital Heart J, 2005, 6（8）: 661-702.

［43］EKELUND LG, HASKELL WL, JOHNSON JL, et al. Physical fitness as a predictor of cardiovascular mortality in asymptomatic North American men[J]. N Engl J Med, 2010, 319（21）: 1379-1384.

［44］ELLIOTT D, DAVIDSON J E, HARVEY M A, et al. Exploring the scope of post-intensive care syndrome therapy and care: engagement of non-critical care providers and survivors in a second stakeholders meeting[J]. Crit Care Med, 2014, 42（12）: 2518-2526.

［45］FORD E S, AJANI U A, CROFT J B, et al. Explaining the decrease in U.S. deaths from coronary disease, 1980-2000[J]. N Engl J Med, 2007, 356: 2388-2398.

［46］FRANCO G, PIETRO D, ALESSANDRO B, et al. Exercise prescription in patients with arrhythmias[J]. Hospital Chronicles, 2009,（4）: 36-40.

［47］GOMES M, FREITAS MJ, FARDILHA M. Physical Activity, Exercise, and

Mammalian Testis Function: Emerging Preclinical Protein Biomarker and Integrative Biology Insights[J]. OMICS, 2015, 19（9）: 499–511.

［48］HAJAR R. Coronary heart disease: from mummies to 21st century[J].Heart Views 2017, 18（2）: 68–74.

［49］HALL S L, LORENC T. Secondary prevention of coronary artery disease[J]. Am Fam Physician, 2010, 81（3）: 289–296.

［50］HEDBACK B, PERK J, HORNBLAD M, et al. Cardiac rehabilitation after coronary artery bypass surgery: 10–year results on mortality, morbidity and readmissions to hospital[J]. J Cardiovasc Risk, 2001, 8: 153–158.

［51］HEDBACK B, PERK J, WODLIN P. Long–term reduction of cardiac mortality after myocardial infarction: 10–year results of a comprehensive rehabilitation programme[J]. Eur Heart J, 1993, 14: 831–835.

［52］HUSSAIN M M. A proposed model of the assembly of chylomicrons[J]. Atherosclerosis, 2000, 148（1）: 1–15.

［53］JENSEN J. The role of skeletal muscle glycogen breakdown for regulation of insulin sensitivity by exercise[J]. Front physiol, 2011, 2: 112.

［54］JOHN P, KRESS M D. Clinical trials of early mobilization of critically ill patients[J]. Crit Care Med, 2009, 37（10）: 442–447.

［55］JUNKI Miyamoto. Nutritional Signaling via Free Fatty Acid Receptors[J]. Int J Mol Sci, 2016, 17: 450.

［56］KIENS B. Skeletal Muscle Lipid Metabolism in Exercise and Insulin Resistance[J]. Physiol Rev, 2006, 86: 205–243.

［57］KORZENIOWSKA–KUBACKA I, BILINSKA M, PIOTROWSKA D, et al. The impact of exercise–only–based rehabilitation on depression and anxiety in patients after myocardial infarction[J]. Eur J Cardiovasc Nurs, 2017, 16: 390–396.

［58］LEE J Y. Saturated fatty acid activates but polyunsaturated fatty acid inhibits Toll–like receptor 2 dimerized with Toll–like receptor 6 or 1[J]. J Biol Chem, 2004, 279: 16971–16979.

［59］LEON A S, FRANKLIN B A, COSTA F, et al. Cardiac rehabilitation and secondary prevention of coronary heart disease: an American heart association scientific statement from the council on clinical cardiology（subcommittee on exercise, cardiac rehabilitation, and prevention）and the council on nutrition, physical activity, and metabolism（subcommittee on physical activity）, in collaboration with the American association of cardiovascular and pulmonary rehabilitation. circulation[J]. 2005, 111（3）: 369–376.

［60］MACHANN J. Intramyocellular lipids and insulin resistance[J]. Diabetes Obes Metab, 2004, 6（4）: 239–248.

［61］MANN S, BEEDIE C, JIMENEZ A. Differential effects of aerobic exercise, resistance training and combined exercise modalities on cholesterol and the lipid profile: review, synthesis and recommendations[J]. Sports Med, 2014, 44: 211–221.

［62］MARON B J, CHAITMAN B R, ACKERMAN M J, et al. Recommendations for physical activity and recreational sports participation for young patients with genetic cardiovascular diseases[J]. Circulation, 2004（109）: 2807–2816.

［63］MARON B J, ZIPES D. 36th Bethesda Conference: eligibility recommendations for competitive athletes with cardiovascular abnormalities[J]. J Am Coll Cardiol, 2005,（45）: 1312–1375.

［64］MORA S, COOK N, BURING J E, et al. Physical activity and reduced risk of cardiovascular events: potential mediating mechanisms[J]. Circulation, 2007, 116: 2110–2118.

［65］MORRIS J N, HEADY J A, RAFFLE P A, et al. Coronary heart–disease and physical activity of work[J]. Lancet, 1953, 265: 1111–1120.

［66］MURPHY D J. The biogenesis and functions of lipid bodies in animals, plants and microorganisms[J]. Prog Lipid Res, 2001, 40: 325–438.

［67］National Heart Foundation of Australia. Physical activity in patients with cardiovascular disease: management algorithm and information for general practice[Z]. 2006.

［68］NIH. Retrieved Nov 19, 2018, [EB/OL]（2018）[2020.03]. https: //www.niddk. nih.gov/health–information/weight–management/walking–step–right–direction.

［69］NISHIZAWA H. Musclin, a novel skeletal muscle–derived secretory factor[J]. J Biol Chen, 2004, 279: 19391–19395.

［70］NYSTORIAK, ARUNI BHATNAGER. Cardiovascular effects and benefits of exercise. matthew A[J]. Front Cardiovasc Med, 2018, 5: 135.

［71］PATEL M B, MORANDI A, PANDHARIPANDE PP.What's new in post–ICU cognitive impairment?[J].Intensive Care Med,2015,41（4）: 708–711.

［72］PEDERSEN B K. Anti–inflammatory effects of exercise: role in diabetes and cardiovascular disease[J]. European Journal of Clinical Investigation, 2017, 47（Suppl 3）: 600–611.

［73］PELLICCIA A, FAGARD R, BJORNSTAD H H, et al. Recommendations for competitive sports participation in athletes with cardiovascular disease[J]. Eur Heart J, 2005,

（26）: 1422-1445.

［74］PERME C, CHANDRASHEKAR R. Early mobility and walking program for patients in intensive care units: creating a standard of care[J]. American journal of critical care: an official publication, American Association of Critical-Care Nurses, 2009, 18（3）: 212-221.

［75］PETER E M, MICHAEL J D, CLARK F, et al. Standardized rehabilitation and hospital length of stay among patients with acute respiratory failure a randomized clinical trial[J]. JAMA, 2016, 315（24）: 2694-2702.

［76］PETER E, MORRIS, AMANDA G, et al. Early intensive care unit mobility therapy in the treatment of acute respiratory failure[J]. Crit Care Med, 2008, 36（8）: 2238-2243.

［77］PIEPOLI M F, CONRAADS V, CORRA U, et al. Exercise training in heart failure: from theory to practice. A consensus document of the Heart Failure Association and the European Association for Cardiovascular Prevention and Rehabilitation[J]. European Journal of Heart Failure, 2011, 13（4）: 347-357.

［78］POWELL K E, THOMPSON P D, CASPERSEN C J, et al. Physical activity and the incidence of coronary heart disease[J]. Annu Rev Public Health, 1987, 8: 253-287.

［79］PUTTMANN M. Fast HPLC determination of serum free fatty acids in the picomole range[J]. Clin Chem, 1993, 39（5）: 825-832.

［80］RASMUSSEN B B, WOLFE R R. Regulation of fatty acid oxidation in skeletal muscle[J]. Annu Rev Nutr, 1999, 19: 463-484.

［81］REYNA S M. Elevated toll-like receptor 4 expression and signaling in muscle from insulin-resistant subjects[J]. Diabetes, 2008, 57（10）: 2595-2602.

［82］Scottish Intercollegiate Guidelines Network（SIGN）. Management of obesity. A national clinical guideline[M]. Edinburgh（Scotland）: Scottish Intercollegiate Guidelines Network（SIGN）, 2010.

［83］SERON P, GAETE M, OLIVEROS M J, et al. Cost-Effectiveness of Exercise-Based Cardiac Rehabilitation in Chilean Patients Surviving Acute Coronary Syndrome[J]. J Cardiopulm Rehabil Prev, 2019, 39: 168-174.

［84］STUCKI G. International Classification Functioning. Disability and Healt（ICF）: a promising framework and classification for rehabilitation medicine[J]. Am J Phys Med Rehabil, 2005, 84: 733-740.

［85］SWAN L, HILLIS W S. Exercise prescription in adults with congenital heart disease: a long way to go[J]. Heart, 2000, 83（6）: 685–687.

［86］SZOSTAK J, LAURANT P. The forgotten face of regular physical exercise: a'natural'antiatherogenic activity[J]. Clin Sci（Lond）, 2011, 121: 91–106.

［87］TARNOPOLSKY M A. Influence of endurance exercise training and sex on intramyocellular lipid and mitochondrial ultrastructure, substrate use, and mitochondrial enzyme activity[J]. American Journal of Physiology–Regulatory Integrative and Comparative Physiology, 2007, 292（3）: 1271–1278.

［88］TAYLOR R S, BROWN A, EBRAHIM S, et al. Exercise based rehabilitation for patients with coronary heart disease: systematic review and meta–analysis of randomized controlled trials[J]. Am J Med, 2000, 116（10）: 682–692.

［89］THOMAS D E, ELLIOTT E J, NAUGHTON G A. Exercise for type 2 diabetes mellitus[J]. Cochrane Database Syst Rev, 2006（3）: CD002968.

［90］TIPPING C J, HARROLD M, HOLLAND A, et al. The effects of active mobilization and rehabilitation in ICU on mortality and function: a systematic review[J]. Intensive Care Medicine, 2017, 43（2）: 1–13.

［91］TOM G B, ANDREW M, NOELLA J S, et al. Physical activity for people with cardiovascular disease: recommendations of the National Heart Foundation of Australia[J]. MJA, 2006, 184（2）: 71–75.

［92］VAN Loon L J C, GOODPASTER B H. Increased intramuscular lipid storage in the insulin–resistant and endurance–trained state[J]. Pflugers Archiv–European Journal of Physiology, 2006, 451（5）: 606–616.

［93］WEIWEI C, RUNLIN G, LISHENG L, et al. Outline of the report on cardiovascular diseases in China, 2014[J]. Eur Heart J Suppl, 2016, 18（2）: 12–25.

［94］WHELTON S P, CHIN A, XIN X, et al. Effect of aerobic exercise on blood pressure: a meta–analysis of randomized, controlled trials[J]. Ann Intern Med, 2002, 136: 493–503.

［95］WILLIAM D S, MARK C P, ANNE S P, et al. Early physical and occupational therapy in mechanically ventilated, critically ill patients: a randomised controlled trial[J]. Lancet, 2009, 373: 1874–1882.

［96］WINZER E B, WOITEK F, LINKE A. Physical activity in the prevention and treatment of coronary artery disease[J]. J Am Heart Assoc, 2018, 7（4）: e007725.

［97］WISLOFF, STOYLEN A, LOENNECHEN JP, et al. Superior cardiovascular effect of aerobic interval training versus moderate continuous training in heart failure patients:

a randomized study[J]. Circulation, 2007, 115（24）: 3086-3094.

［98］WOLTERS AE,SLOOTER AJ, VAN DER KOOI A W,et al.Cognitive impairment after intensive care unit admission:a systematic review[J].Intensive Care Med, 2013, 39（3）: 376-386.

［99］World Health Organization. The World Health Report 2002. Reducing risks, promoting healthy life[R]. Geneva: WHO, 2000.

［100］XU S. Lipid droplet proteins and metabolic diseases[J]. BBA-Molecular Basis of Disease, 2018, 1864: 1968-1983.

［101］YANG L. The proteomics of lipid droplets: structure, dynamics, and functions of the organelle conserved from bacteria to humans[J]. J Lipid Res, 2012, 53: 1245-1253.

［102］YUNG LM, LAHER I, YAO X, et al. Exercise, vascular wall and cardiovascular diseases: an update（part 2）[J]. Sports Med, 2009, 39（1）: 45-63.

［103］YUSUF S, HAWKEN S, OUNPUU S, et al. Effect of potentially modifiable risk factors associated with myocardial infarction in 52 countries（the INTERHEART study）: case-control study. [J]. Lancet, 2004, 364: 937-952.

［104］ZHANG C, LIU P. The new face of the lipid droplet: lipid droplet proteins[J]. Proteomics, 2019, 19（10）: e1700223.

［105］ZHANG C. Bacterial lipid droplets bind to DNA via an intermediary protein that enhances survival under stress[J]. Nature communications, 2017, 8: 15979.

［106］ZHENG X, ZHENG Y, MA J, et al. Effect of exercise-based cardiac rehabilitation on anxiety and depression in patients with myocardial infarction: A systematic review and meta-analysis[J]. Heart Lung, 2019, 48: 1-7.

［107］ZHANG C, LIU P. The lipid droplet: A conserved cellular organelle[J]. Protein Cell, 2017, 8: 796-800.